dr. med. ulrich
strunz

Lebens-energie

Redaktion: Christian Wolf
Umschlaggestaltung: Eisele Grafik-Design, München
Bildredaktion: Tanja Zielezniak
Reihenkonzeption: Ernst Dahlke †
Layout & Satz: Buch-Werkstatt GmbH, Bad Aibling/Kim Winzen
Grafiken: Buch-Werkstatt GmbH, Bad Aibling/Kim Winzen
Druck und Bindung: Alcione-Litotipografia srl.

Printed in Italy

MIX Papier | Fördert gute Waldnutzung FSC® C021956 www.fsc.org

Penguin Random House Verlagsgruppe FSC®-N001967

2. Auflage

ISBN: 978-3-453-21839-0

Dank
Ich danke Dr. Kristina Jacoby für ihre großartige Unterstützung.

Haftungsausschluss
Die Ratschläge in diesem Buch sind sorgfältig erwogen und geprüft. Sie bieten jedoch keinen Ersatz für kompetenten medizinischen Rat. Alle Angaben in diesem Buch erfolgen daher ohne jegliche Gewährleistung oder Garantie seitens des Autors und des Verlages. Eine Haftung des Autors bzw. des Verlages und seiner Beauftragten für Personen-, Sach- und Vermögensschäden ist ausgeschlossen.

Bildnachweis
Covermotiv: Martina Eisele

Grafiken: Winzen, Kim

Innenteilmotive:
Adobe Stock: 5 (Daniel Vincek), 20 (Daniel Vincek), 23 (Artur);
Privatarchiv Dr. med. Ulrich Strunz: 8;
Shutterstock: 7 (Cozine),10 (Monkey Business Images), 13 (Leonid Andronov), 32 (Crevis), 45 (Kateryna Kon), 54 (Lallapie), 110 (Aquarius Studio), 120 (Axel_Kock), 142 (4 PM production), 160 (Africa Studio), 184 (Cozine)

dr. med. ulrich
strunz

Lebens-energie

Das Wunder des Energiestoffwechsels. Alles über Erschöpfung, Dauermüdigkeit und Fatigue – und wie wir sie besiegen

HEYNE <

Inhalt

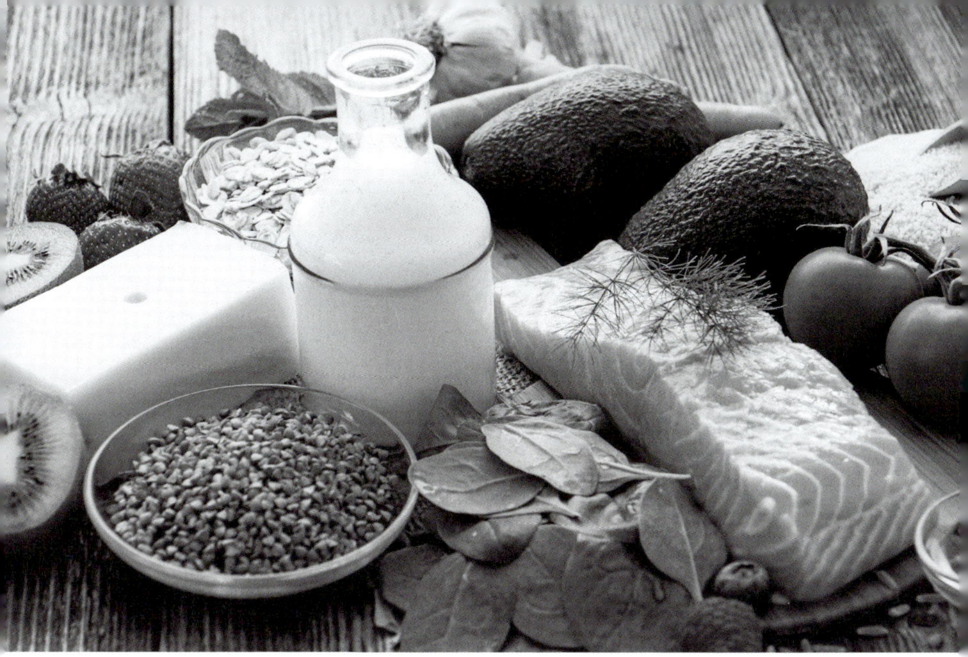

Nährstoffe für die Energieherstellung

Energiemangel und chronische Erkrankungen

Corona und Long COVID

Energie steigern mit Sport, Fasten, Schlaf, Gemüse und Fetten

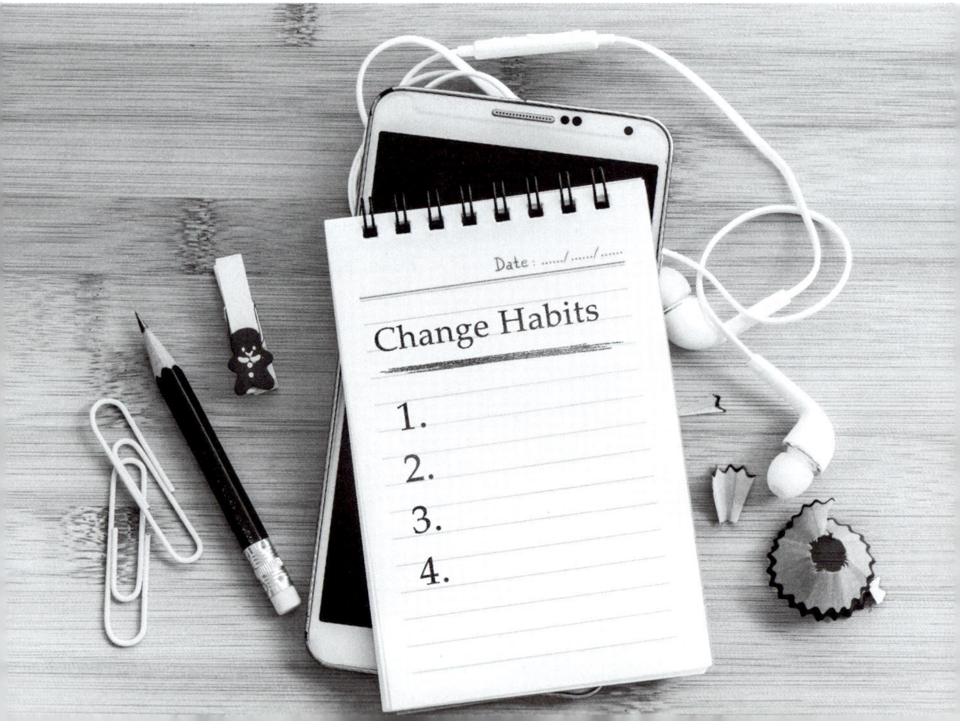

Was die Energieherstellung behindert

Wissen ist das eine, Umsetzen das andere

Auf einen Blick

Vorwort

Energie ist Leben

Viele meiner Patienten kamen mit dem Wunsch nach mehr Energie in meine Praxis. Sie hatten das Gefühl, dass mit ihnen etwas nicht stimmt, weil sie das Leben als so anstrengend empfanden. Es sollte leichter und fröhlicher sein. Sie wünschten sich mehr Motivation und Power. Eine ungewöhnliche Forderung an einen Arzt. Freude auf Rezept?

Diese Patienten trafen mit ihrem Wunsch ins Schwarze. Wer wirklich gesund ist, der strotzt vor Energie, nicht nur mit 20, auch mit 50 oder 70 Jahren. Energielosigkeit ist hingegen der Vorbote vieler chronischer Erkrankungen, von Krebs über Herz-Kreislauf-Probleme bis hin zum metabolischen Syndrom, Diabetes, Alzheimer und vielem mehr. Muss alles nicht sein, wenn man weiß, wie Energie entsteht, was die Energieherstellung fördert und was sie behindert. Das Rezept für mehr Energie ist keine kleine Pille, sondern das Rezept für einen Lebensstil, der Energie schenkt und nicht raubt.

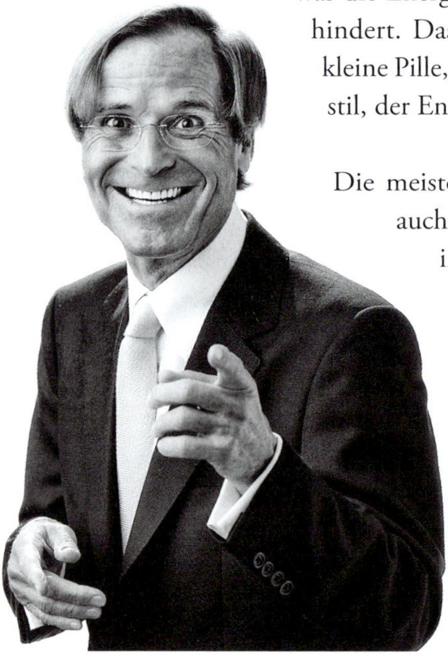

Die meisten Erwachsenen heute – und leider auch immer mehr Kinder – befinden sich in einer Energiekrise. Ausgelöst durch das Angebot im Supermarkt und im Café, durch den Feierabendwein oder das Bier mit Freunden, durch die endlosen Stunden vorm Computer im Beruf oder in den virtuellen Welten der Computerspiele, durch Bewegungsmangel, durch schlechten Schlaf und zu viel Stress.

Extremen Energiemangel erleben Patienten mit Long COVID. Mittlerweile gibt es einige Erkenntnisse, die den Zustand erklären. Die Erschöpfung kann unterschiedliche Ursachen haben, aber einiges ist immer gleich: Es fehlt Energie. Entweder kann der Organismus nach einer Infektion nicht mehr ausreichend Energie herstellen oder der Kampf gegen weitere chronische Infektionen klaut zu viel Energie. Ist alles heilbar, wenn man weiß, wie man die Energieherstellung steigern und chronische Infektionen abklingen lassen kann.

Das Buch der Lebensenergie ist etwas anders als viele meiner vorherigen Bücher. Im Mittelpunkt steht Energie. Wie sie entsteht, was die Energieherstellung ankurbelt und was sie behindert. Sie brauchen nicht all die vielen Punkte zu beherzigen. Oft genug genügt es, seinen Lebensstil nur ein bisschen zu ändern, um – vor Energie zu sprudeln, motiviert und erfolgreich seine Ziele zu verfolgen, sich wieder jünger zu fühlen und vor allem glücklich zu sein.

Herzlichst, Ihr Dr. U. Strunz

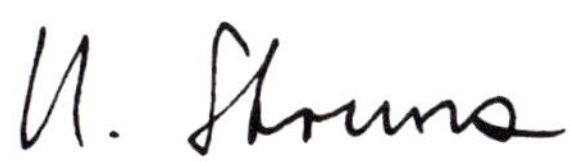

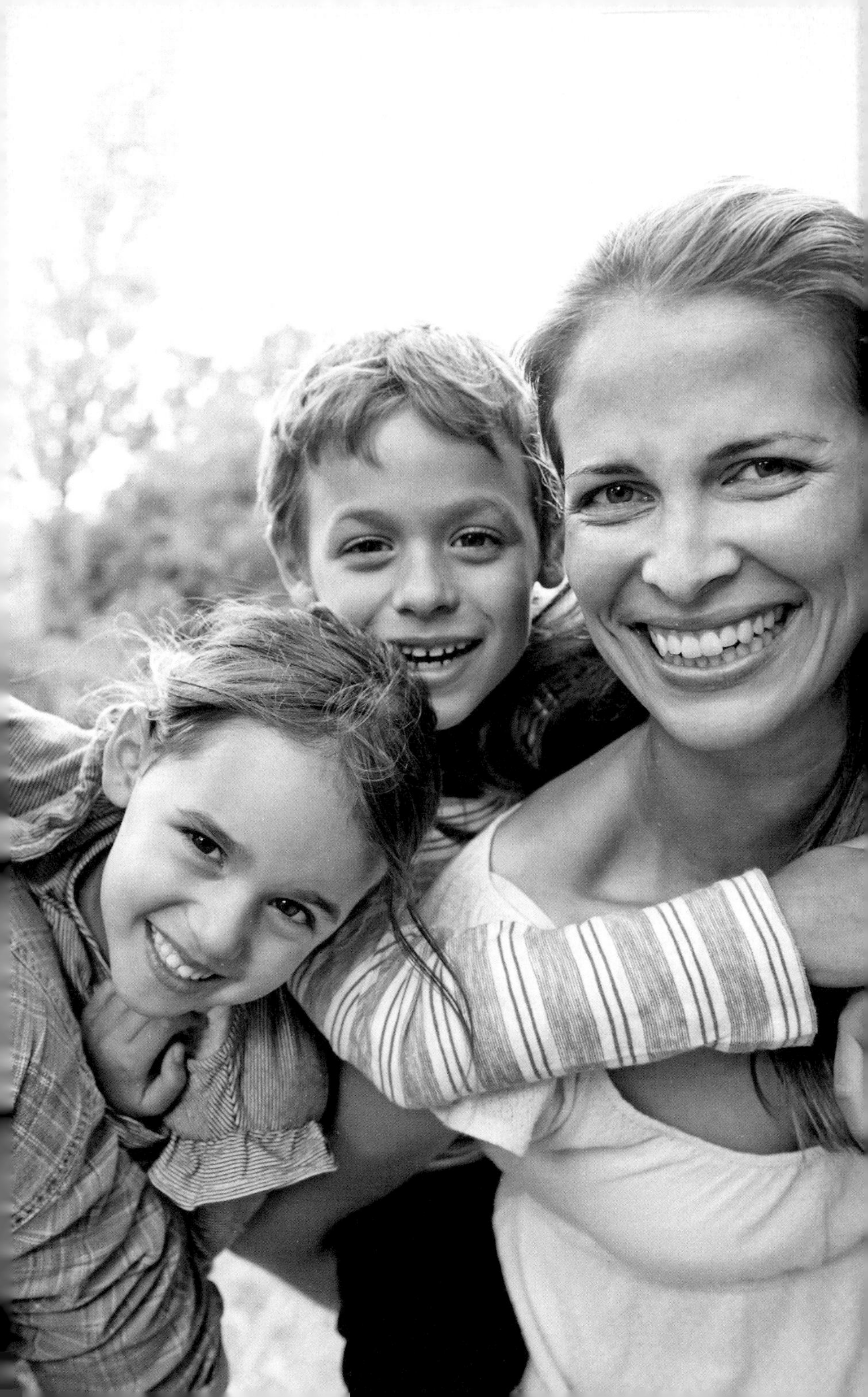

Energie fühlt sich gut an

Energie ist Leben. Energie wird für jeden einzelnen Vorgang im Körper benötigt. Steht viel Energie zur Verfügung, fühlt sich das einfach gut an. Das Leben macht Spaß.

Faszinierende Energieträger

Jeder Organismus, sei es ein Gänseblümchen, ein Elefant oder der Mensch, braucht Energie. Alle Lebewesen erhalten sie von einem bestimmten Stoff, einem sogenannten Energieträger. Offiziell heißt er Adenosintriphosphat oder kurz ATP. Energieträger bilden sich unaufhaltsam. In jeder einzelnen Zelle werden sie hergestellt, zigmillionenfach, in kürzester Zeit. Rasend schnell geben sie ihre Energie wieder ab. Nur dank dieser Energie können wir sehen, denken und uns bewegen.

Während eines Ausdauerlaufs ist der Vorrat an ATP in einer Muskelzelle bereits nach ein bis drei Sekunden vollkommen verbraucht. Leerlaufen dürfen die Zellen nicht, daher produzieren sie auf Hochtouren neue Energieträger, ungefähr zehn Millionen Moleküle ATP pro Sekunde in jeder einzelnen Zelle. Ein Meisterwerk der Evolution.

Ein einzelner Energieträger wiegt fast nichts. Er besteht aus nur 47 miteinander verbundenen Atomen. Wenn sich etwas, was fast nichts wiegt, millionenfach in jeder Zelle bildet, kommt trotzdem ein beachtliches Gewicht zusammen. Im Organismus körperlich aktiver Menschen bildet sich jeden Tag ungefähr so viel ATP, wie sie wiegen. Im Körper eines Bewegungsmuffels ist es nur die Hälfte. Das sind 60 Kilogramm ATP in 24 Stunden bei einer 60 Kilogramm schweren Person, die regelmäßig laufen geht! Wahnsinn, diese Stoffwechselleistung! Da ATP sofort wieder abgebaut wird, verändert sich das Körpergewicht natürlich nicht. 60 Kilogramm pro Tag, wobei jedes einzelne Molekül fast nichts wiegt. Das zeigt die unglaubliche Menge an Energieträgern, die der Mensch zum Leben braucht. Unter starker körperlicher Anstrengung steigt die ATP-Produktion sogar noch einmal an, auf 0,5 Kilogramm pro Minute. Während eines einstündigen Laufs sind das allein schon 30 Kilogramm Energieträger.

ATP besteht aus drei Teilen, aus Adenin, Ribose und einem Anhängsel mit drei Phosphatgruppen. Ausgeschrieben heißt es **A**denosin**trip**hosphat. Adenin und Ribose werden nicht nur für den Bau der

Energieträger genutzt, sie sind auch Bestandteil der DNA und der RNA. Die DNA enthält die Erbinformationen in Form von Genen. RNA gibt es in vielen verschiedenen Arten. Die wohl bekannteste ist die mRNA oder Messenger-RNA, was so viel bedeutet wie Boten-RNA. Sie übermittelt Erbgutinformationen an spezielle Ableseeinrichtungen, die daraufhin Proteine nach Vorlage der Gene bauen.

Die drei Phosphatgruppen sind besonders wichtig für die Bereitstellung von Energie. Gibt ATP eine dieser Phosphatgruppen ab, wird Energie frei. Es entsteht **A**denosin**dip**hosphat (ADP), das nur noch zwei Phosphatgruppen hat. Durch mehrere verschiedene Mechanismen wird an Adenosindiphosphat erneut eine Phosphatgruppe gehängt. Der Energieträger ist wieder voll mit Energie beladen. Auf welch geniale Weise das funktioniert, erfahren Sie in diesem Buch.

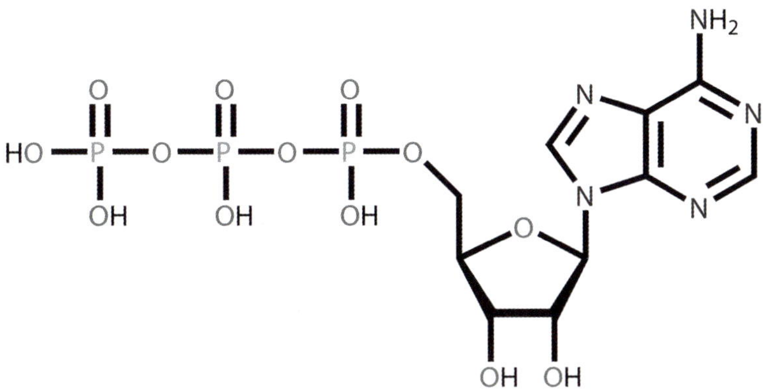

Die chemische Formel von Adenosintriphosphat (ATP)

O = Sauerstoff, H = Wasserstoff, P = Phosphor, N = Stickstoff

An allen Stellen, an denen die Linie abknickt, befindet sich ein Kohlenstoffatom.

Bildet sich viel ATP, ist man voller Energie. Man springt morgens gut gelaunt aus dem Bett, das Erledigen von Aufgaben bereitet Freude, das Leben macht Spaß. Bildet sich nur wenig ATP, muss man sich zu jeder kleinsten Tätigkeit überwinden. Das Leben ist anstrengend, man ist oft müde und die Laune häufiger im Keller. Selbst ausschlafen gibt einem nicht die Kraft zurück, nach der man sich sehnt. Auch einige Tage Nichtstun oder Urlaub bringen nur minimale Besserung. Meist ist die gewonnene Energie nach dem ersten Arbeitstag schon wieder verflogen.

Alles braucht Energie

Das Herz braucht sie zum Schlagen genauso wie die Nervenzellen zum Denken, die Verdauungsenzyme zum Zerkleinern der Nahrung, das Immunsystem für die Abwehr von Eindringlingen. Der Mensch braucht Energie zum Atmen, zum Schlafen und für die Milliarden Stoffwechselabläufe, die jede Sekunde im Körper stattfinden. Wenn ein Organismus gut mit Energie versorgt ist, funktionieren diese Abläufe alle wunderbar. Das Herz schlägt kräftig, das Blut strömt stetig, auch zu den entlegensten Zellen, Denken und Konzentration bereiten keine Mühe, die Muskulatur ist voller Kraft.

> ATP liefert Energie für jeden Vorgang im Körper. Steht ihm viel Energie zur Verfügung, funktioniert alles wunderbar. Das fühlt sich einfach gut an.

Energie bestimmt, was im Organismus passiert

Seit den 1970er-Jahren ist bekannt, dass ATP nicht nur der zentrale Energieträger ist, sondern gleichzeitig als Neurotransmitter wirkt. Das heißt, er leitet Informationen von einer Zelle zur nächsten weiter. Fast alle Körperzellen verstehen die Signale, die ATP übermittelt.

ATP spendet nicht nur die Energie für jeden einzelnen Vorgang, es trägt auch zu deren Steuerung bei. Beispielsweise bestimmt ATP zusammen mit anderen Neurotransmittern, wie schnell das Herz schlägt und wie weit die Blutgefäße gestellt sind. Auf einen ATP-Mangel reagieren die Zellen ebenfalls. Er kann unter anderem zu Herzrhythmusstörungen und Bluthochdruck führen.

ATP ist auch an der Übertragung von Nervenimpulsen der Sinnesorgane beteiligt, hilft also beim Sehen, Riechen, Hören, Schmecken und Fühlen. Der Energieträger beeinflusst sogar die Verdauung. Er reguliert zusammen mit anderen Signalstoffen die Darmbewegungen und aktiviert Verdauungsenzyme, die Nahrungsbestandteile zerkleinern.

> ATP liefert nicht nur die Energie für jeden Vorgang, sondern steuert sie auch. Optimale Steuerung bedeutet Gesundheit. Ein gesunder Organismus fühlt sich gut an.

Klug durch Energie

Während des Denkens, des konzentrierten Arbeitens oder des Lernens sind bestimmte Nervenzellen im Gehirn aktiv. Für ihre Aktivität benötigen sie Energie in Form von ATP. Damit man sich Informationen merken kann, bilden Nervenzellen neue Verbindungen, auch dafür wird Energie benötigt.

Ist viel Energie im Gehirn vorhanden, kann man sich besser und länger konzentrieren, versteht schwierige Sachverhalte schneller und kann in komplexeren Strukturen denken. Energie macht klug. Energie ist aber nicht der einzige Faktor, der die Intelligenz steigert.[1]

Übergewichtige haben durchschnittlich einen etwas geringeren Intelligenzquotienten als Normalgewichtige. Grund ist unter anderem ein Energiemangel im Gehirn, an dem Übergewichtige häufig leiden.[2]

Auch Vergesslichkeit und Demenz im Alter hängen mit einem Energiemangel zusammen. Aufgrund des Mangels arbeiten Nervenzellen nicht mehr so gut. Außerdem fehlt Energie für die wichtigen Reinigungs- und Reparaturarbeiten, die in einem gesunden Gehirn jede Nacht stattfinden.[3] Dabei muss im Alter die Energie nicht in dem Maße abnehmen, dass es zu kognitiven Veränderungen kommt. Es liegt am Lebensstil, und den kann jeder jederzeit ändern.

> Energie steigert die Konzentration und Denkleistung. Das sind wichtige Voraussetzungen für Erfolg. Erfolg fühlt sich gut an.

Energie macht glücklich

ATP erhöht die Wirkung zweier wichtiger Glückshormone: Serotonin und Dopamin. Jede Nervenzelle, die Serotonin oder Dopamin ausschüttet, setzt gleichzeitig ATP frei. Der Energieträger unterstützt die Wirkung der Neurotransmitter. Je mehr ATP vorhanden ist, umso intensiver wirken die Glückshormone.

Dopamin heißt Motivation. Dieses Hormon weckt das Verlangen nach Dingen und Erfahrungen, die man noch nicht hat bzw. gemacht hat. Es treibt uns Menschen an, Neues zu erschaffen. Dopamin lässt uns Bücher schreiben, Nachwuchs zeugen, neue Sportarten erfinden oder zum Mond fliegen. Dopamin ist die Quelle der Kreativität. Nur dank des Motivationshormons forschen Wissenschaftler weiter, auch wenn sie bereits den Nobelpreis erhalten haben. Dopamin gibt Sportlern den Wunsch, immer schneller laufen oder weiter springen zu können. Nur mit Dopamin arbeiten Unternehmer Tag und Nacht an weiteren Ideen, auch wenn sie bereits Millionen auf dem Konto liegen haben. Das Hormon schenkt Ärzten den Wunsch zu heilen. Dopamin lässt uns Menschen handeln.[4]

Dopamin erhöht außerdem die Konzentrationsfähigkeit und das Erinnerungsvermögen bis ins hohe Alter. Das Hormon beeinflusst zudem die Weise, wie wir auf Probleme reagieren. Bei hohen Dopaminspiegeln werden Probleme zu interessanten Herausforderungen, die es zu meistern gilt. Da machen Probleme keine Angst mehr, stattdessen bereichern sie das Leben. Dopamin macht resilient, was nichts anderes bedeutet als die Fähigkeit, schwierige Lebenssituationen ohne psychische Einschränkungen zu meistern.

Mit hohen Dopaminspiegeln hat man Ziele im Leben und verfolgt sie fokussiert. Man hat eine Idee. Man beginnt, sie umzusetzen. Man meistert die Hindernisse, die sich auf dem Weg auftun. Man erreicht das Ziel. Herrlich. Das macht das Leben bunt! Das gelingt mit Dopamin. Das gelingt besonders leicht, wenn die Wirkung des Dopamins durch ATP erhöht wird.

ATP verstärkt auch die Serotoninsignale. Das Glückshormon sorgt für emotionale Stabilität und allgemeines Wohlbefinden. Außerdem erhöht es wie Dopamin die Konzentrationsfähigkeit. Serotonin sorgt für innerliche Ruhe, auch wenn einem das Leben einen Stein nach dem anderen vor die Füße wirft. Serotonin macht glücklich und zufrieden. ATP intensiviert das positive Signal.

> ATP verstärkt die Wirkung von Dopamin und Serotonin. Das steigert Motivation und Konzentration, führt zu innerer Ruhe und vor allem zu Glück. Das fühlt sich gut an.[5]

Gesund und jung dank Energie

ATP wirkt als Genschalter. Vor allem werden Gene zur Bildung neuer Zellen aktiviert. Neue Zellen in Leber, Nieren, Herz und Lunge, halten die Organe gesund. Es bilden sich neue Muskelzellen, wodurch besonders die Gelenke geschützt werden. Auch Zellen der Darmschleimhaut werden vermehrt hergestellt, das reduziert Verdauungsprobleme. Hohe ATP-Spiegel lassen sogar neue Nervenzellen entstehen, das erleichtert das Lernen und Denken. Darüber hinaus beugt es Demenz vor. Der Energieträger wirkt auf Knochenzellen besonders stark, die daraufhin vermehrt Knochenmatrix herstellen. Das macht Knochen und Zähne stabil. ATP fördert nicht nur den Aufbau der Knochen, es unterdrückt auch gleichzeitig deren Abbau. Energie schützt vor Osteoporose. Der Energieträger veranlasst, dass sich Hautzellen schnell erneuern. Die Haut bleibt jung und straff. Das ist Schönheit von innen.

ATP sorgt für eine ständige Rundumerneuerung des Körpers, das hält jung und gesund. Das fühlt sich gut an!

Energie stärkt das Immunsystem

Das Immunsystem besteht aus einer Vielzahl verschiedener Zelltypen und Botenstoffen. Sie alle benötigen Energie, um ihre Aufgaben erfüllen zu können. Nur mit ausreichend Energie funktioniert das Immunsystem. Dann kommt es nicht zu Allergien, Hautausschlägen oder Autoimmunerkrankungen, die alle mit einem geschwächten Immunsystem einhergehen. Außerdem ist ein starkes Immunsystem der beste Schutz vor Krebs.

Greifen Bakterien oder Viren einen Organismus an, senden bestimmte Immunzellen Botenstoffe aus. Diese Botenstoffe sind wichtig, damit die Information über die Infektion weitergeleitet wird. Für die Herstellung dieser Botenstoffe wird Energie benötigt. Andere Immunzellen können Bakterien, Viren oder Fremdstoffe direkt angreifen und vernichten. Sie zerstören auch ganze Zellen, die von Viren befallen sind. Außerdem können sie mutierte Zellen töten und somit Krebs vorbeugen. Auch diese Immunzellen funktionieren nur dann richtig, wenn ihnen genug Energie zur Verfügung steht. Wieder andere Immunzellen sind angefüllt mit Flüssigkeiten, die sie bei Bedarf freisetzen, um Bakterien abzutöten. Für die Herstellung der Flüssigkeiten sowie das Freisetzen benötigen auch sie Energie.

Neben den Immunzellen sind besonders die verschiedenen Botenstoffe wichtig. Sie können nur ausreichenden Mengen gebildet werden, wenn genügend Energie vorhanden ist.

> Jede Immunzelle benötigt ATP. Auch für die Herstellung der Botenstoffe wird viel ATP gebraucht. Energie stärkt somit das Immunsystem. Ein starkes Immunsystem ist wiederum der beste Garant für ein langes und gesundes Leben.

Energie ist das Entscheidende

Energie sollten Sie haben, für Ihre Gesundheit, Ihr Lebensglück und für Ihren Erfolg bis ins hohe Alter.

Wie viele Energieträger sich in Ihrem Körper bilden, haben Sie in der Hand. Sie können Ihre Energieproduktion mit der richtigen Ernährung, mit wichtigen Nährstoffen, mit Sport und Regeneration extrem steigern. Nicht nur in jungen Jahren, auch noch als Senioren. Wie Ihnen das gelingen wird, verrate ich Ihnen in den nächsten Kapiteln. Außerdem sollten Sie ATP-Zerstörer ausmerzen. Auch dazu werden Sie vieles lesen.

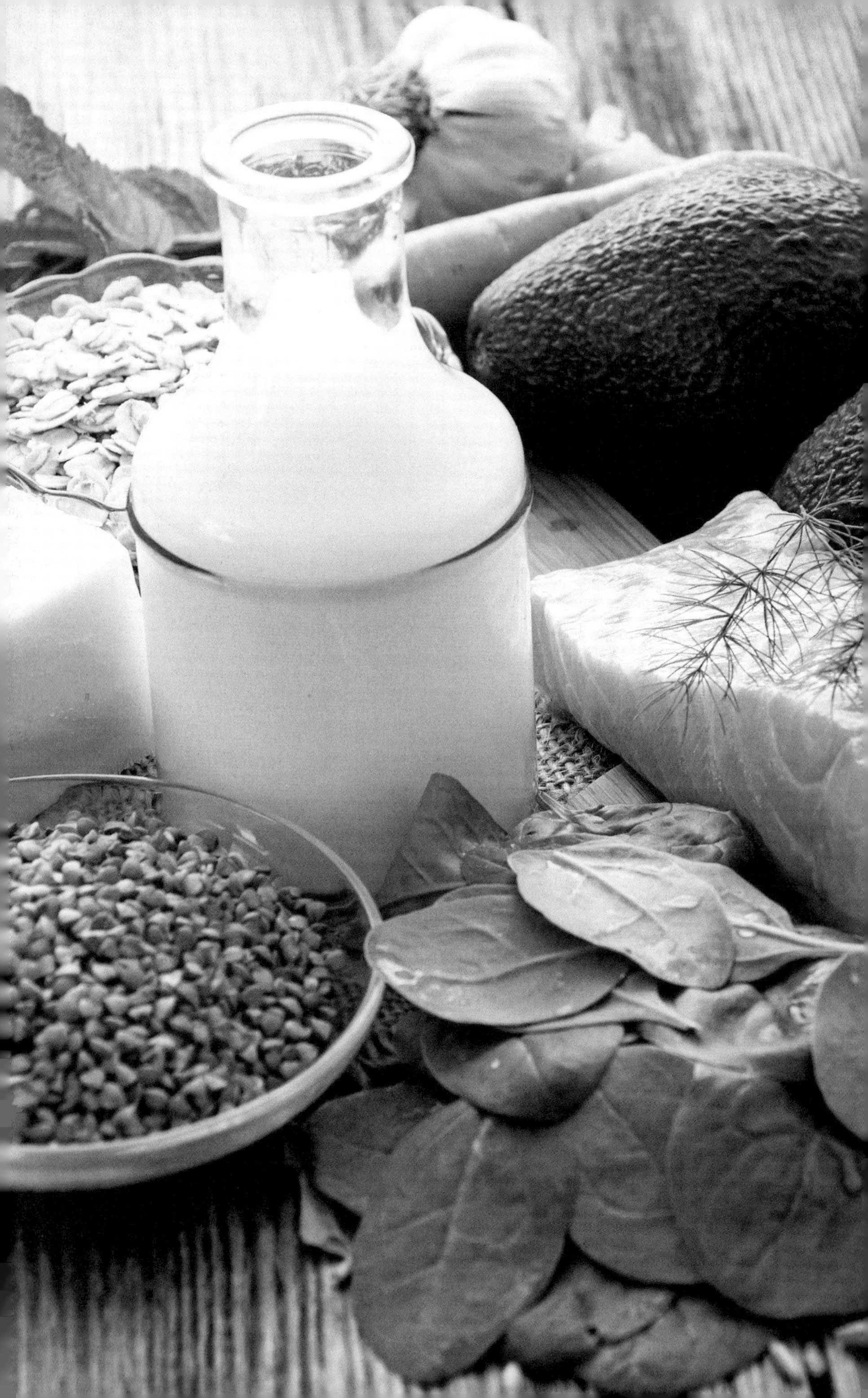

Wunderbare Energieherstellung

Energie wird vor allem aus Fetten und Kohlenhydraten gewonnen, wobei die Energieherstellung aus Fetten die gesündere Variante ist. Aber nicht alle Kohlenhydrate sind schädlich.

ATP – der zentrale Energieträger

Alle Vorgänge im menschlichen Körper nutzen ein und denselben Energieträger. Das ist schon faszinierend. Es gibt keine spezielle Energie für die Verarbeitung von Sinneseindrücken oder eine andere Energie für die Verdauung. Alles funktioniert mit ATP. Nicht nur wir Menschen nutzen Energie in dieser Form, selbst Fische und Pflanzen leben nur, weil sie ATP bilden können.

Dieser Energieträger ist eine natürliche, erneuerbare Energiequelle. Wenn er mit Energie beladen ist, hat er drei Phosphatgruppen und heißt Adenosintriphosphat. Der Wortteil »tri« steht für drei. Unter der Abspaltung eines Phosphatrestes wird Energie frei. Es entsteht ADP, kurz für Adenosindiphosphat. Der Wortteil »di« bedeutet zwei. ADP – das mit den zwei Phosphatgruppen – wird ständig zu ATP – das mit den drei Phosphatgruppen – recycelt. Endlos erneuerbar, ein Traum.

ATP entsteht aber nicht nur aus ADP, sondern wird auch komplett neu gebildet. Sport treibt die ATP-Produktion besonders wirksam an, denn während körperlicher Anstrengung wird sehr viel Energie benötigt.

Energie entsteht in den Mitochondrien

Energie wird vor allem in den Mitochondrien gebildet. Das sind winzige Untereinheiten, die fast jede Zelle besitzt. Mitochondrien werden oft auch als die körpereigenen Kraftwerke bezeichnet. Sie sind vollgepackt mit Enzymen und Proteinkomplexen, die für die Bildung von ATP notwendig sind. Die meisten Zellen besitzen zwischen 1000 und 2000 Mitochondrien. 25 Prozent des Volumens einer Zelle werden von ihnen ausgefüllt. Ein Team israelischer Wissenschaftler schätzt, dass eine 70 Kilogramm schwere Person ungefähr 30 Billionen Körperzellen hat. Als Zahl geschrieben sieht das so aus: 30 000 000 000 000. So eine 70 Kilogramm schwere Person hat somit zwischen 30 und 60 Billiarden Mitochondrien, in denen sich ständig ATP bildet. Das ist eine unvorstellbare Menge an winzigen Kraftwerken. Sekunde für Sekunde stellen sie die Energie fürs Leben her.

Die Bildung von ATP ist sehr komplex. Ich werde sie Ihnen in vereinfachter Form erklären. Das wird reichen, um zu verstehen, warum für eine optimale Energieversorgung bestimmte Nährstoffe wie Magnesium, Eisen und einige B-Vitamine, Carnitin, Kalium, α-Liponsäure und viele mehr absolut notwendig sind und warum Aluminium, das eventuell in Ihrem Deo enthalten ist, oder Quecksilber, das im Thunfischfilet steckt, Ihnen Energie rauben.

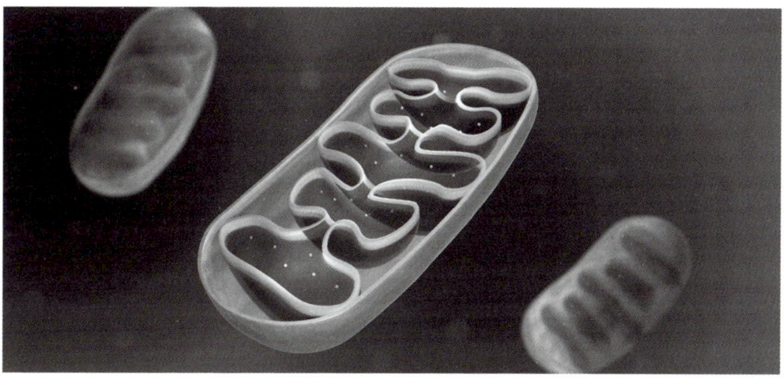

ATP produzierende Mitochondrien in einer Zelle

Energie aus Rindfleisch, Nudeln oder dem dicken Bauch

Energie kann aus Kohlenhydraten, Fetten und Proteinen gewonnen werden. Somit ist ein Organismus auf alle Eventualitäten vorbereitet. Kohlenhydrate befinden sich in besonders hoher Konzentration in Brot,

Nudeln, Reis und Süßigkeiten. Wertvolle Fette sind in Fleisch, Fisch, Geflügel, Butter, in Eiern und in Käse sowie in Pflanzenölen enthalten. Die Energiegewinnung aus Fetten ist der Normalzustand. So hat sie sich im Zuge der Evolution entwickelt. So sollte im Körper Energie gewonnen werden. Bei vielen Menschen wird heute Energie aber nicht mehr vorrangig aus Fetten, sondern aus Kohlenhydraten hergestellt. Das ist ein anormaler Zustand. Er ist der Grund vieler chronischer Erkrankungen. Mehr dazu später.

Energie aus Fetten

Für die Energieherstellung können Fette aus unterschiedlichen Quellen genutzt werden. Einige Zeit nach einer fettreichen Mahlzeit befinden sich Nahrungsfette im Blutkreislauf, die von den Zellen herausgefischt, in die Mitochondrien transportiert und dort in Energie umgewandelt werden. Sind im Blut nicht mehr genug verwertbare Fette vorhanden, kann die Leber gespeicherte Fette freigeben. Oder die Fettpolster an Bauch und Hüften geben ihre Fettdepots an den Blutkreislauf ab. Eingelagertes Fett hat der Menschheit über Millionen von Jahren das Überleben gerettet und tut es in einigen Regionen auch heute noch. Der menschliche Körper ist darauf ausgerichtet, mit Zeiten ohne Nahrung auszukommen. Er gewinnt seine Energie dann aus den Fettreserven.

Energie aus Kohlenhydraten

Der Homo sapiens existiert seit ca. 300 000 Jahren. Den allergrößten Teil dieser Zeit ernährte er sich vor allem von Fischen, kleinen und größeren Säugetieren, von Vögeln, von Wurzeln, Kräutern und Blättern, von winzigen, bitteren Früchten und Pilzen. Honig fanden die umherwandernden Stämme nur selten, Getreide war noch nicht gezüchtet, genauso wenig gab es Obst, wie wir es heute kennen. Bei einer solchen

Ernährung wird nur wenig ATP aus Kohlenhydraten hergestellt. Für den Homo sapiens ist das der Normalzustand. Leider haben sich die Ernährungsgewohnheiten der meisten Menschen heute so verändert, dass der Normalzustand nicht mehr stattfindet.

Wenn man morgens Brötchen oder Müsli isst, zum Mittagessen ein belegtes Baguette oder ein typisches Kantinenessen und am Abend Nudeln oder Pizza, nimmt man ständig leere Kohlenhydrate auf. Sie führen zu einem schnellen Anstieg des Blutzuckers. Das heißt, im Blut ist viel Glukose enthalten. Glukose ist eines der am einfachsten aufgebauten Kohlenhydrate. Bei einem hohen Blutzucker verwenden die Zellen ausschließlich Glukose zur Energieherstellung. Fette von Bauch oder Hüften bleiben unangetastet. Schlimmer noch, die Kohlenhydrate, die nicht für die Herstellung von Energie genutzt werden können, werden in Speicherfette umgebaut und an Bauch und Hüften abgelagert. Geht dort der Platz aus, machen sich Fettpolster auch am restlichen Körper breit und quetschen sich sogar in die Räume zwischen die inneren Organe.

Einige wenige Zellen können keine Energie aus Fettsäuren herstellen, die sind auf Energie aus Kohlenhydraten angewiesen. Keine Angst, selbst wenn man kaum Kohlenhydrate isst, wird der Blutzuckerspiegel nicht unter einen bestimmten Wert fallen. Bei einem zu tiefen Glukosewert schaltet sich die Leber ein und stellt Glukose selbst her. Insbesondere werden die Aminosäuren Alanin und Glutamin für die Glukoseproduktion genutzt.

Den Zellen, die keine Energie aus Fettsäuren herstellen können, fehlen Mitochondrien. Typisch ist das für rote Blutkörperchen, für die Zellen der Augenlinsen und die im äußeren Rand der Augennetzhaut. Sie stellen ihre Energie aus Glukose her, allerdings nicht über den komplexen Weg, wie er in den Mitochondrien stattfindet, sondern ausschließlich über den chemischen Prozess der Gärung.

Energie aus Proteinen

Nachdem alle Kohlenhydrate und Fette verbraucht sind, schaltet der Organismus auf die Energieherstellung aus Proteinen um. Das ist ein Notprogramm, um das Überleben zu sichern. Dabei werden vor allem Proteine aus der Muskulatur abgebaut und für die Energieherstellung genutzt. Unterernährte Menschen haben daher so dünne Arme und Beine und auch ihr Rücken, ihr Brustkorb und ihr Bauch sind nur dünn mit Muskulatur überzogen. Neue Muskeln können sich kaum bilden, weil die wenigen aufgenommenen Proteine direkt für die Herstellung von Energie verwendet werden. Unterernährt sind nicht nur Menschen in Afrika, sondern auch viele Models oder Magersüchtige. Nicht nachmachen, ist nicht gesund!

Das Gehirn braucht keine Kohlenhydrate

Viele Menschen, leider auch Ärzte, sind immer noch der Meinung, das Gehirn bräuchte Glukose zur Energieherstellung. Daher sei eine No-Carb- oder Low-Carb-Ernährung ungesund. Das ist falsch. Zwar können Fettsäuren tatsächlich nicht ins Gehirn eindringen, aber das macht nichts. Eine spezielle Schicht, mit der die Blutgefäße im Gehirn ummantelt sind, lässt Fettsäuren nicht durch. Diese Schicht heißt Blut-Hirn-Schranke und sorgt dafür, dass nur Stoffe aus dem Blut ins Gehirn gelangen, die dort keinen Schaden anrichten. Bezogen auf Alkohol und Drogen funktioniert die Blut-Hirn-Schranke nicht, aber das nur nebenbei.

Fettsäuren kommen jedoch nicht durch die Schranke hindurch. Somit stehen den Gehirnzellen Fette zur Energieherstellung nicht zur Verfügung. Dafür können aber andere Stoffe die Blut-Hirn-Schranke überwinden, und zwar Ketonkörper! Das sind verschiedene Substanzen, die beim Abbau von Fettsäuren anfallen. Aus ihnen können Gehirnzellen ganz wunderbar Energie herstellen. Ketonkörper bekommen ihnen sogar viel besser als Glukose. Während einer Ernährungsweise, die nur wenige Kohlenhydrate enthält, bilden sich Ketonkörper natürlicherweise in der Leber. Von dort gelangen sie über den Blutkreislauf bis ins Gehirn und durch die Blut-Hirn-Schranke zu den Gehirnzellen, die sie zur Herstellung von ATP nutzen.[1]

Fette sind die bessere Wahl

Die Energieherstellung aus Fetten ist nicht nur für die meisten Zellen die natürliche Energieherstellung, sie ist auch effizienter als die aus Kohlenhydraten. Aus Fettsäuren wird fast doppelt so viel ATP gewonnen wie aus Kohlenhydraten. Die Energieherstellung aus Fetten ist zwar die natürliche, aber leider heute bei vielen Menschen nicht mehr die normale! Aufgrund einer Ernährung, die viel zu viel Brot, Nudeln, Reis, Süßigkeiten und Alkohol enthält, wird der Großteil der Energie nicht mehr aus Fetten, sondern aus Kohlenhydraten gewonnen – mit erheblichen Konsequenzen.

Energie heißt immer freie Radikale

Egal ob Energie aus Fetten, Proteinen oder Kohlenhydraten gebildet wird, dabei entstehen natürlicherweise immer freie Radikale. Freie Radikale zeichnen sich durch ein oder mehrere ungepaarte Elektronen aus. Elektronen sind die Kernteilchen, die außen um den Atomkern kreisen. Meistens treten sie in Paaren auf. In Paaren sind sie zufrieden, ihnen fehlt nichts. Ungepaart sind sie äußerst reaktiv und suchen überall nach einem neuen Elektronpartner. Unter bestimmten Bedingungen, wie sie bei der Energieherstellung herrschen, entsteht Sauerstoff mit einem ungepaarten Elektron (O_2*) und zwei weitere Verbindungen aus Sauerstoff und Wasserstoff, die ebenfalls ungepaarte Elektronen haben (H_2O_2 und HO*).

Elektronen gibt es überall. Sie sind in Enzymen und Proteinen enthalten sowie in der DNA. Mitochondrien besitzen ihre eigene DNA, sie heißt mitochondriale DNA oder kurz mtDNA. Geraten freie Radikale in Kontakt mit diesen Strukturen, reagieren sie miteinander. Dadurch werden Enzyme, Proteine oder die mtDNA beschädigt.[2]

Während der Energieherstellung aus Fettsäuren entstehen nur wenige freie Radikale. Normalerweise sind genügend Antioxidantien in den Mitochondrien vorhanden, die sie unschädlich machen. Zu den wichtigsten Antioxidantien zählen Glutathion sowie Vitamin C und E. Kommen sie in Kontakt mit den freien Radikalen, werden sie nicht beschädigt, sie verändern nur ihre stoffliche Zusammensetzung. Nach so einer Reaktion haben die freien Radikale wieder gepaarte Elektronen und sind nicht mehr gefährlich.

Werden leere Kohlenhydrate zur Energieherstellung genutzt, läuft der Mechanismus besonders schnell ab. Es entstehen viel mehr freie Radikale. Die Anzahl der Antioxidantien reicht nicht mehr, um sie zu entschärfen.[3] Freie Radikale reagieren dann nicht mehr mit den Antioxidantien, sondern mit allem, mit dem sie in Kontakt kommen, insbesondere mit Enzymen und Proteinen und der mtDNA. Dadurch erleiden Enzyme und Proteine Schäden, woraufhin sie beseitigt werden. Werden zu viele Enzyme und Proteine beschädigt, kommen die Mitochondrien mit dem Nachbau nicht mehr hinterher. Dann fehlen sie für die Energieherstellung und immer weniger ATP kann gebildet werden. Ein zusätzliches Problem sind die Schäden an der mtDNA. Auch sie führen dazu, dass wichtige Proteine und Enzyme nicht mehr gebaut werden können.[4]

Von freien Radikalen zu chronischen Erkrankungen

Steigt die Konzentration der freien Radikale aufgrund der ständigen Energiegewinnung aus leeren Kohlenhydraten, werden Mitochondrien und die in ihnen enthaltenen Proteine, Enzyme sowie die mitochondriale DNA immer stärker beschädigt. Ist ein Großteil der Mitochondrien einer Zelle nicht mehr in Ordnung, senden sie das Signal zum programmierten Zelltod aus. Die Zelle leitet daraufhin ihren Selbstmord ein. Tote Zellen dürfen aber nicht einfach im Gewebe der Leber oder der Blutgefäße liegen. Die Überreste müssen beseitigt werden. Dafür ist das Immunsystem zuständig. Mit toten Zellen geht es wie mit Eindringlingen um: Es bekämpft sie. Der Kampf geht immer mit einer Entzündungsreaktion einher. Sterben aufgrund der beschädigten Mitochondrien viele Zellen im gesamten Körper ab, kommt es zu chronischen Entzündungsreaktionen.

Chronische Entzündungsreaktionen sind typisch für Zivilisationskrankheiten wie Krebs, Alzheimer, Autoimmunerkrankungen, Herz-Kreislauf-Probleme, Diabetes und viele mehr. Chronische Entzündungsreaktionen treten Jahre und teilweise Jahrzehnte vor der Diagnose einer Erkrankung auf.

Natürlich sterben nicht alle Zellen. Viele der verbleibenden sind trotzdem nicht gesund. Ihre Mitochondrien sind beschädigt. Sie stellen zu wenig Energie her. Die Zellen können somit ihre Aufgaben nicht mehr komplett erfüllen. Neben dem Absterben der Zellen trägt der chronische Energiemangel ebenfalls zur Entstehung chronischer Krankheiten bei.[5] Es ist ein Teufelskreis: Zu viele freie Radikale führen zu chronischen Entzündungen und Energiemangel. Der Energiemangel verstärkt wiederum chronische Entzündungen.

Dem Teufelskreis entkommen kann man mit einer Ernährung ohne leere Kohlenhydrate. Ich nenne sie No Carb. Dadurch entstehen viel weniger freie Radikale, Mitochondrien und Zellen werden nicht weiter geschädigt. Chronische Entzündungsreaktionen gehen zurück. Das ist die beste Prävention, um erst gar nicht an einem chronischen Leiden zu erkranken. Falls eine Erkrankung bereits besteht, wirkt die Umstellung auf No Carb heilend. Mitochondrien erholen sich. Zellen sterben nicht mehr in dem Maße ab. Das Immunsystem muss nicht mehr so viele Zellreste beseitigen, chronische Entzündungsreaktionen verschwinden.

Kohlenhydrate sind nicht gleich Kohlenhydrate

Eine optimale Ernährung besteht zum Großteil aus Gemüse in allen Farben und Formen, aus Salat und etwas heimischem, säuerlichem Obst. Ergänzt wird sie durch Fleisch, Fisch, Geflügel, Eier, Nüsse, Samen, Kerne und Hülsenfrüchte. Wer es verträgt, kann auch Milchprodukte konsumieren.

Gemüse, Salat, säuerliches Obst, Nüsse und Hülsenfrüchte enthalten Kohlenhydrate. Allerdings unterscheiden sie sich von den Kohlenhydraten, wie sie in der Sahnetorte, im Fruchtjoghurt oder in der Limo vorkommen. Sie sind komplexer aufgebaut. Sie bestehen aus viel mehr Molekülen und sind viel größer als die einfach gebauten Kohlenhydrate. Zu den einfach gebauten Kohlenhydraten zählen Glukose oder Fruktose. Das sind die Kohlenhydrate, die vor allem in der Sahnetorte oder der Limo stecken.

Komplexe Kohlenhydrate werden erst im Darm zerlegt. Das dauert seine Zeit. Langsam gelangen sie in Form von Glukose in den Blutkreislauf und von dort in die Zellen und in die Mitochondrien. Steigt ihre Konzentration über ein bestimmtes Maß, schaltet die Energieherstellung von der Fettnutzung auf die Kohlenhydratnutzung um. Da diese Kohlenhydrate aber nur langsam und auch nicht in zu großen Mengen zur Energieherstellung genutzt werden, kommt es nicht zum gefährlichen Anstieg der freien Radikale. Sind die Kohlenhydrate aufgebraucht, schalten die Mitochondrien wieder um auf die Energieherstellung aus Fetten, bei der ebenfalls nur wenige freie Radikale entstehen.

Zucker oder weißes Mehl besteht zum Großteil aus einfach gebauten Kohlenhydraten. Sie müssen kaum verdaut werden und gelangen sehr schnell in den Blutkreislauf und von dort in die Zellen und in die Mitochondrien. Sofort werden sie für die Energieherstellung genutzt. Nach dem Verzehr einer Semmel, eines Schokoriegels oder einer Portion Nudeln werden nach kürzester Zeit die Mitochondrien mit Glukose überflutet. Sie beginnen, auf Hochtouren zu arbeiten, dabei entstehen sehr viele freie Radikale, die daraufhin Mitochondrien und Zellen beschädigen.

Gemüse, Salat und heimisches Obst enthalten nicht nur komplexer aufgebaute Kohlenhydrate, ihr Anteil am Gesamtgewicht ist auch geringer. Eine kleine Semmel mit einem Gewicht von ungefähr 30 Gramm enthält ca. 15 Gramm Kohlenhydrate. 30 Gramm Brokkoli enthalten hingegen nur 1 Gramm Kohlenhydrate.

Neben den komplexen Kohlenhydraten stecken in Gemüse und heimischem Obst auch einfache Kohlenhydrate, vor allem Fruktose. Allerdings ist ihr Anteil sehr gering, sodass sie keine Schäden anrichten. Anders ist es bei hochgezüchtetem Importobst wie Mangos, Bananen, Orangen oder Ananas. Ihr Gehalt an Einfachzuckern ist zu hoch. Diese Früchte sollten auf jeden Fall gemieden werden.

Neben einfachen und komplexen Kohlenhydraten enthalten Gemüse, Salat und Obst eine weitere Art von Kohlenhydraten, nämlich Ballaststoffe. Sie sind so komplex und groß, dass sie nicht für die Herstellung von Energie genutzt werden können. Für die Gesundheit sind sie dennoch essenziell. Darmbakterien sind auf sie angewiesen und eine gesunde Darmflora ist genauso wichtig für die Gesundheit wie eine gesunde Energieherstellung. Gemüse sowie Nüsse und Samen sind besonders reich an Ballaststoffen.

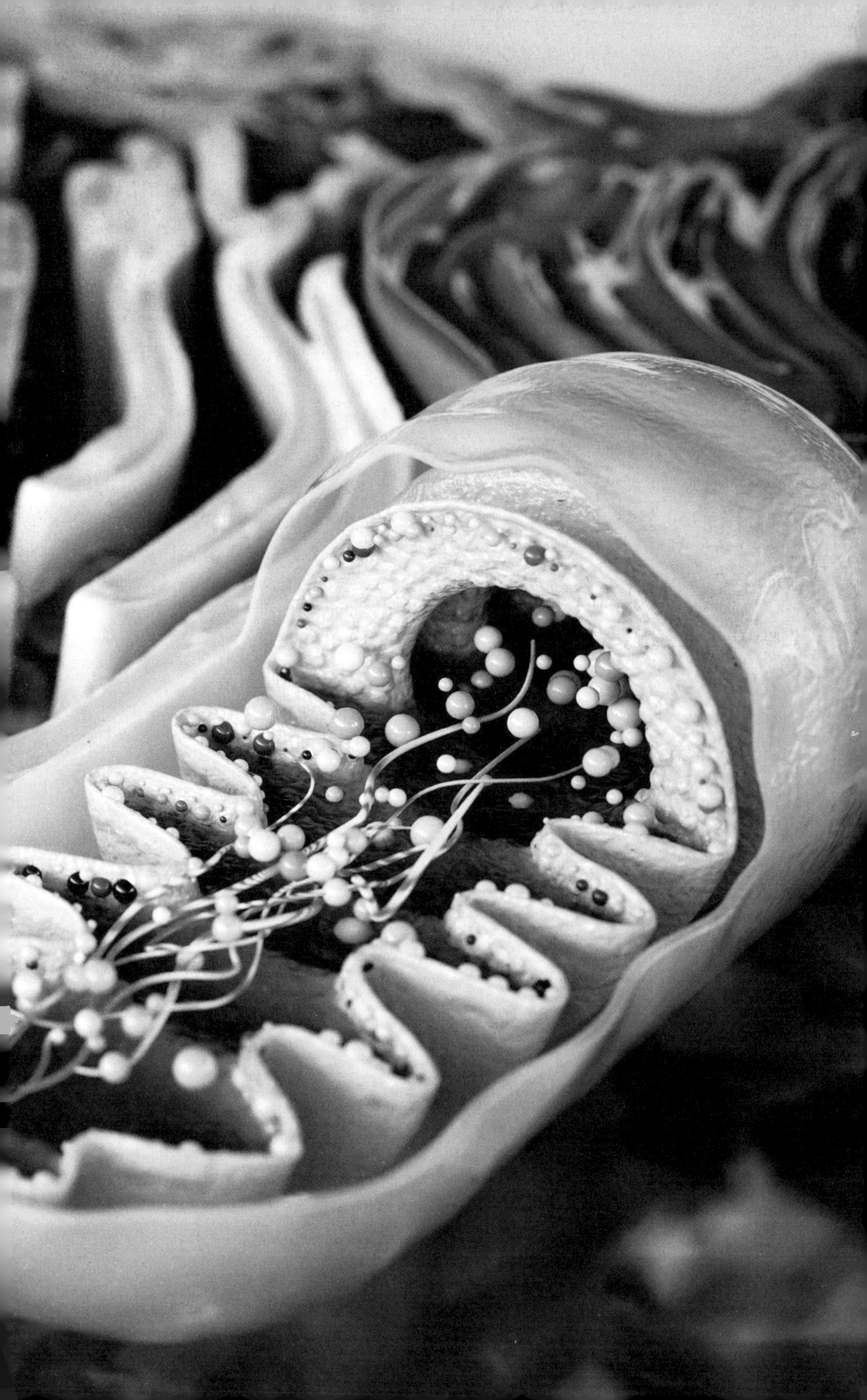

Energie-herstellung in drei Akten

Die Umwandlung von Fetten und Kohlenhydraten in Energie ist genial und gleichzeitig komplex. Wenn man versteht, wie sie funktioniert, kann man sie leicht optimieren.

Drei Akte im Überblick

Wie bereits erklärt, kann Energie aus Fetten, Kohlenhydraten und Proteinen hergestellt werden. Das ist genial und ein Meisterwerk des Stoffwechsels. Denn zunächst wird ein und dasselbe Molekül gebildet. Es kann aus Fetten, Kohlenhydraten oder Proteinen entstehen. Es handelt sich um ein energiereiches Coenzym. Es heißt Acetyl-CoA.

Die Energieherstellung erfolgt in drei wesentlichen Abschnitten. Wobei ATP, die Energiemoleküle, nur im ersten und im dritten Abschnitt entstehen. Der zweite Abschnitt der Energieherstellung ist jedoch trotzdem von zentraler Bedeutung. In ihm entstehen Zwischenprodukte, die dann im dritten Abschnitt für die Herstellung der Energiemoleküle genutzt werden.

Hier kurz eine Übersicht über die drei Abschnitte:

Als Erstes werden Fette, Kohlenhydrate und Proteine zerkleinert und umgebaut. Dabei entsteht bereits Energie in Form von ATP. sowie das energiereiche Coenzym Acetyl-CoA.

Im zweiten Abschnitt der Energiegewinnung wird das energiereiche Coenzym (Acetyl-CoA) in einen Zyklus eingespeist. Das energiereiche Coenzym verbindet sich mit einem anderen Stoff und wird daraufhin achtmal umgebaut. Bei einigen dieser Umbauschritte entstehen positiv geladene Wasserstoffpartikel und Elektronen, die für den dritten Abschnitt der Energieherstellung benötigt werden. Vom Zyklus gelangen sie mit speziellen Energietransportern zum letzten Abschnitt der Energieherstellung.

Der letzte Abschnitt der Energieherstellung ist vergleichbar mit einer Batterie und einer Turbine. Die körpereigene Batterie befindet sich in den Mitochondrien. Zwischen ihren Membranen herrschen Ladungsunterschiede, die durch eine ungleiche Verteilung der positiv geladenen Wasserstoffpartikel entstehen. Fast so wie in einer Batterie. Der Ladungsunterschied treibt eine Art Turbine an. Sie nutzt die Energie zur Herstellung von ATP, dem wichtigen Energieträger.

Erster Akt: Zerkleinerung und Umbau von Fetten und Kohlenhydraten

Die Zerkleinerung von Kohlenhydraten beginnt bereits im Darm. Verdauungsenzyme zerlegen die komplexen Strukturen, bis nur noch Glukose übrig bleibt. Der Einfachzucker gelangt über den Blutkreislauf in die Zellen.

In der Zellflüssigkeit wird Glukose in neun Schritten weiter zerkleinert und umgebaut. Dann entsteht ein Stoff, der ins Innere der Mitochondrien transportiert wird. Dort geschieht ein weiterer Umbauschritt, bei dem das energiereiche Coenzym (Acetyl-CoA) entsteht. Übrigens, falls Sie es ganz genau wissen wollen, die Zerkleinerung und der Umbau von Glukose hin zum energiereichen Coenzym (Acetyl-CoA) heißt Glykolyse.

Die Zerkleinerung und der Umbau der Fette geschehen zum Großteil in den Mitochondrien. Das unterscheidet diesen Prozess von dem der Glykolyse, der in der Zellflüssigkeit stattfindet. Fette reagieren nur schlecht mit anderen Stoffen, daher müssen sie zunächst aktiviert werden. Die Zerkleinerung und der Umbau von Fetten heißt übrigens ß-Oxidation.

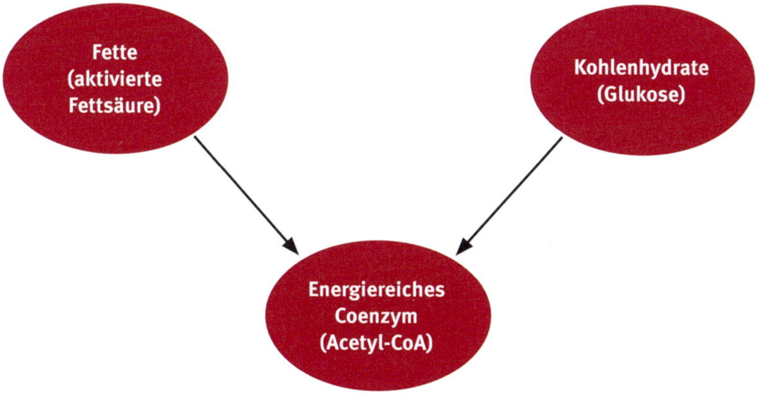

Erster Akt der Energieherstellung: Umbau und Zerkleinerung (β-Oxidation und Glykolyse)

Nährstoffe für den Glukoseumbau

Jeder einzelne Umbauschritt von der Glukose hin zum energiereichen Coenzym wird von einem speziellen Enzym durchgeführt. Enzyme sind so etwas wie Handwerker und Werkzeuge in einem. Sie wissen, was zu tun ist, und sie bauen Stoffe mit ihren integrierten Werkzeugen um. Enzyme bestehen zum Großteil aus Aminosäuren. Viele Enzyme können aber nur arbeiten, wenn ihnen die richtigen Cofaktoren zur Verfügung stehen. Vergleichen kann man Cofaktoren mit Sicherheitsknöpfen, mit denen einige Werkzeuge ausgestattet sind. Nur wenn sie entsperrt werden, ist das Werkzeug nutzbar. Als Cofaktoren wirken häufig Mineralstoffe, Vitamine oder andere Verbindungen. Erst wenn ein Enzym eine Bindung mit dem richtigen Cofaktor eingeht, entfaltet es seine volle Wirkkraft. Sechs der zehn Enzyme, die am Umbau von Glukose zum energiereichen Coenzym beteiligt sind, benötigen Magnesium, damit sie richtig funktionieren.[1]

Für den vorletzten Umbauschritt hin zum energiereichen Coenzym wird nicht nur Magnesium, sondern auch Kalium benötigt. Damit der letzte Schritt funktioniert, müssen α-Liponsäure und eine Verbindung aus dem Vitamin Thiamin mit zwei Phosphatresten (genannt Thiaminpyrophosphat, ThiaminPP oder TPP) vorhanden sein.

Fehlen Magnesium, Kalium, α-Liponsäure und ThiaminPP, verringert sich die Bildung des energiereichen Coenzyms (Acetyl-CoA). Steht weniger des energiereichen Coenzyms zur Verfügung, entsteht weniger Energie.

Was Fetten den Pep gibt und sie ins Innere der Mitochondrien transportiert

Fettsäuren reagieren nur träge mit anderen Stoffen. Für ihre weitere Zerlegung werden sie daher aktiviert. Das Enzym, das den Fettsäuren den Pep verleiht, funktioniert nur richtig, wenn ihm Magnesium zur Verfügung steht. Fehlt Magnesium, werden weniger Fettsäuren aktiviert, letztlich entsteht weniger Energie.

Die Zerkleinerung der Fettsäuren findet nicht wie die der Glukose in der Zellflüssigkeit, sondern im Inneren der Mitochondrien statt. Die Fettsäuren müssen somit zunächst in die Minikraftwerke transportiert werden. Keine Selbstverständlichkeit, denn für den Transport wird die Aminosäure Carnitin benötigt. Mangelt es an ihr, können vorhandene Fettsäuren nur eingeschränkt für die Herstellung von Energie genutzt werden. Diese Funktion des Carnitins verdeutlicht auch, warum diese Aminosäure von Sportlern so gerne eingenommen wird. Sie erhöht den Transport der Fettsäuren in die Mitochondrien und steigert damit die Energiegewinnung. Besonders Ausdauersportler lieben die Energieherstellung aus Fettsäuren, da sie über lange Zeit konstant ist. Ganz im Gegenteil zu der Energie aus Glukose, nach einiger Zeit ist Schluss mit ihr, dann kommt es zum plötzlichen Leistungseinbruch.

Carnitin entsteht im Körper natürlicherweise aus den beiden essenziellen Aminosäuren Lysin und Methionin. Essenziell heißt, man muss sie essen. Methionin muss aber nicht nur über die Nahrung aufgenommen werden, sondern es entsteht im Körper auch aus einem anderen Stoff, er heißt Homocystein. Damit sich allerdings Methionin aus diesem Stoff bilden kann, sind Folsäure (Vitamin B_9) und Vitamin B_{12} nötig. Diese beiden Vitamine tragen somit indirekt zur Energieherstellung bei.

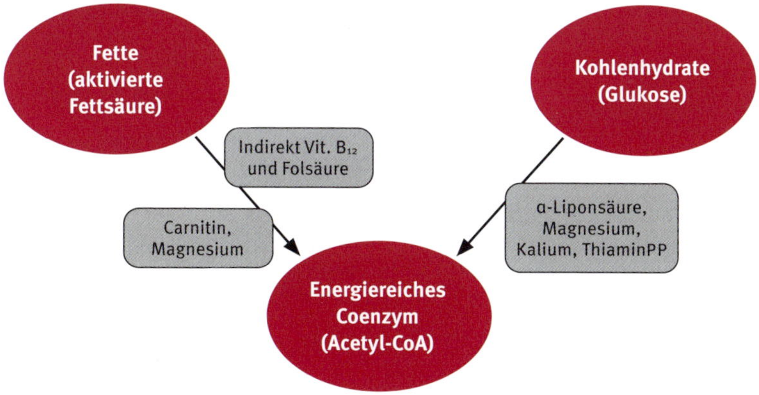

Nährstoffe für den ersten Akt der Energieherstellung, der Zerkleinerung und des Umbaus

Energie aus der Zerkleinerung

Während der Zerkleinerung von Glukose hin zum energiereichen Coenzym entsteht bereits Energie in Form von ATP. Außerdem wird an zwei Stellen Energie in Form von Elektronen und positiv geladenen Wasserstoffpartikeln auf Energietransporter (NADH) übertragen. Dieser Transporter wird aus Niacin (Vitamin B_3) gebildet. Mangelt es an diesem Vitamin, funktioniert der Abtransport der positiv geladenen Wasserstoffpartikel und der Elektronen nicht richtig. Sie werden aber für den dritten Abschnitt der Energieherstellung benötigt. Mangelt es an Niacin, entstehen daher weniger Energieträger (ATP).

Auch während der Zerkleinerung der Fettsäuren wird Energie in Form von Elektronen und positiv geladenen Wasserstoffpartikeln auf Energietransporter übertragen. Allerdings kommen hier zwei verschiedene zum Einsatz. Der eine ist identisch mit dem, der die positiv geladenen Wasserstoffpartikel und die Elektronen, die bei der Zerkleinerung von Glukose entstehen, abtransportiert. Er heißt NADH und wird aus Niacin (Vitamin B_3) gebildet. Der andere heißt FADH und entsteht aus Riboflavin (Vitamin B_2).[2]

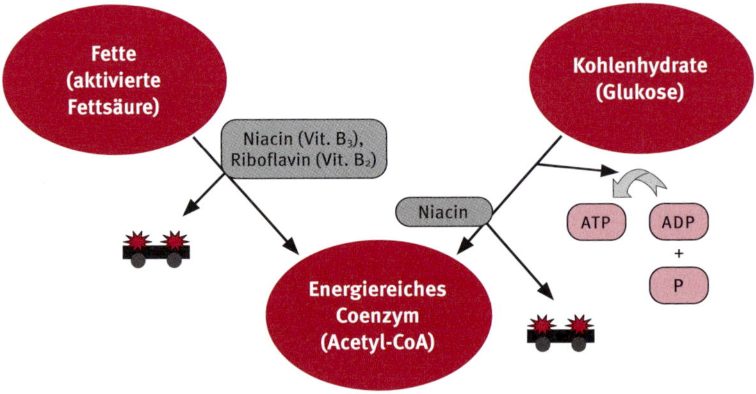

Energie aus dem ersten Akt der Energieherstellung, der Zerkleinerung und des Umbaus

 = Energietransporter NADH oder FADH

Nährstoffe für den ersten Akt der Energieherstellung, der Zerkleinerung und des Umbaus von Glukose oder Fetten:

- Magnesium (Mineralstoff)
- α-Liponsäure (schwefelhaltige Fettsäure)
- Kalium (Mineralstoff)
- Thiaminpyrophosphat (Verbindung aus Vitamin B_1 und zwei Phosphatresten)
- Carnitin (Aminosäure)
- Niacin (Vitamin)
- Riboflavin (Vitamin)
- Folsäure (Vitamin)
- Vitamin B_{12} (Vitamin)
- Aminosäuren als Bestandteile der Enzyme

Zweiter Akt: Der Zyklus

Nach der Zerkleinerung und dem Umbau von Glukose oder Fetten hin zum energiereichen Coenzym (Acetyl-CoA) wird es zur weiteren Verarbeitung in einen Zyklus eingespeist. Er heißt Citratzyklus, wird aber auch Zitronensäurezyklus oder Krebszyklus genannt. Er ist ein essenzieller Bestandteil der Energieherstellung, obwohl in ihm nicht direkt ATP entsteht, sondern lediglich Energie in Form positiv geladener Wasserstoffpartikel und Elektronen sowie ein weiterer Energieträger, GTP, das später in ATP umgebaut wird. Die positiv geladenen Wasserstoffpartikel und die Elektronen werden für die Herstellung von Energieträgern (ATP) im dritten Abschnitt der Energieherstellung genutzt.

Zurück zum Citratzyklus, dem zweiten Akt der Energieherstellung. Das energiereiche Coenzym (Acetyl-CoA) reagiert im ersten Schritt mit einem Stoff des Zyklus und wird dann achtmal umgebaut. Während fünf der acht Umbaumaßnahmen entsteht Energie in Form von positiv geladenen Wasserstoffpartikeln und Elektronen. Sie werden auf Energietransporter (NADH und FADH) übertragen und zum dritten Akt der Energieherstellung verfrachtet. Nach den acht Umbauschritten ist das energiereiche Coenzym aufgebraucht. Während der letzten Umbaumaßnahme entsteht jedoch wieder genau der Stoff, mit dem das energiereiche Coenzym (Acetyl-CoA) im ersten Schritt reagiert hat. Ein neues energiereiches Coenzym wird dem Zyklus hinzugeführt. Wieder reagiert es mit dem Stoff aus dem Zyklus und wird achtmal umgebaut, wobei wieder positiv geladene Wasserstoffpartikel und Elektronen entstehen. Es handelt sich daher tatsächlich um einen Zyklus.

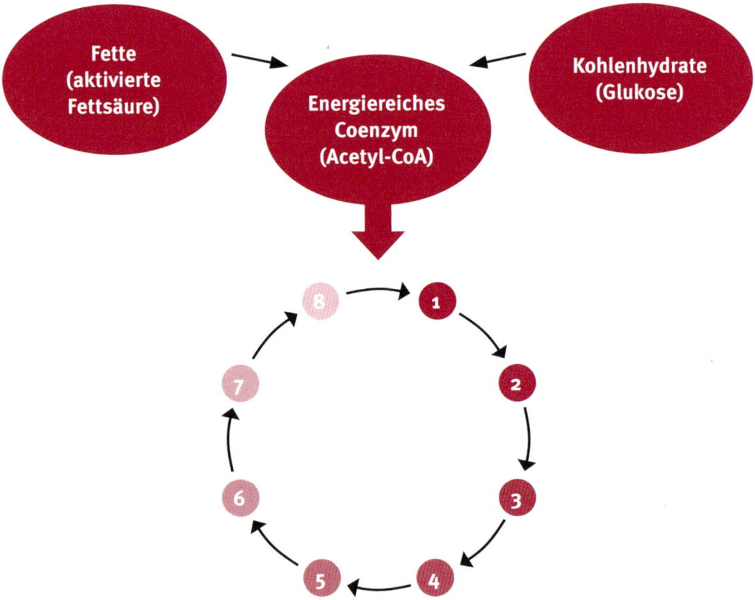

Zweiter Akt der Energieherstellung, der Zyklus

Enzyme brauchen mehr als nur Aminosäuren

Wie auch während des ersten Aktes der Energieherstellung, der Zerkleinerung und des Umbaus von Fetten und Kohlenhydraten, sind Enzyme für die acht Umbauschritte im Citratzyklus verantwortlich. Einige der Enzyme brauchen Cofaktoren, damit sie richtig funktionieren.

Nachdem das energiereiche Coenzym mit dem Stoff aus dem Zyklus reagiert hat, wird der nächste Umbau von einem Enzym vorgenommen, das aus mehreren Hundert Aminosäuren, vier Eisenatomen und einer Schwefelverbindung besteht. Mangelt es an Eisen und Schwefel, werden weniger dieser wichtigen Enzyme gebildet. Das verlangsamt den Zyklus insgesamt. Ein Eisen- und Schwefelmangel reduziert daher die Energieherstellung.

Dieses Enzym reagiert außerdem äußerst sensibel auf oxidativen Stress, also auf das Vorhandensein von zu vielen freien Radikalen. Es funktioniert dann nicht mehr richtig. Der Citratzyklus kommt ins Stocken, insgesamt entsteht weniger Energie.[3] Besonders effektiv wirkt hier Glutathion, eines der stärksten Antioxidantien, die es im Körper gibt. Bei einer zu hohen Belastung durch freie Radikale kann es aber auch keine Wunder bewirken. Daher muss der oxidative Stress so gering wie möglich sein. Das ist er, wenn vor allem Fette zur Energieherstellung verwendet werden. Bei geringem oxidativem Stress und einer hohen Konzentration von Glutathion funktioniert das Enzym, das den zweiten Umbauschritt vornimmt, wunderbar.

Das Enzym, das für den dritten Umbauschritt zuständig ist, besteht wie alle Enzyme aus jeder Menge Aminosäuren. Außerdem kommen in ihm Magnesium und Mangan vor. Im ersten Akt der Energieherstellung wird bereits Magnesium für die Aktivität vieler Enzyme benötigt und auch der Zyklus funktioniert nur richtig, wenn ausreichend Magnesium vorhanden ist. Wie Sie im nächsten Kapitel erfahren werden, leiden die meisten Menschen heute an Magnesiummangel. Schließlich leiden sie damit an einem Energiemangel, der viele dramatische Folgen haben kann.

Für den vierten Umbauschritt ist ein Enzym verantwortlich, das seine maximale Aktivität nur erreicht, wenn sich ausreichend Magnesium[4] und Thiaminpyrophosphat (TPP) in seiner Umgebung befindet. TPP ist eine Verbindung aus Thiamin (Vitamin B_1) und zwei Phosphatgruppen.[5]

Das Enzym, das den sechsten Umbauschritt vornimmt, enthält wiederum Eisen und Schwefel und wird nur in ausreichender Menge gebildet, wenn die beiden Mineralstoffe vorhanden sind.

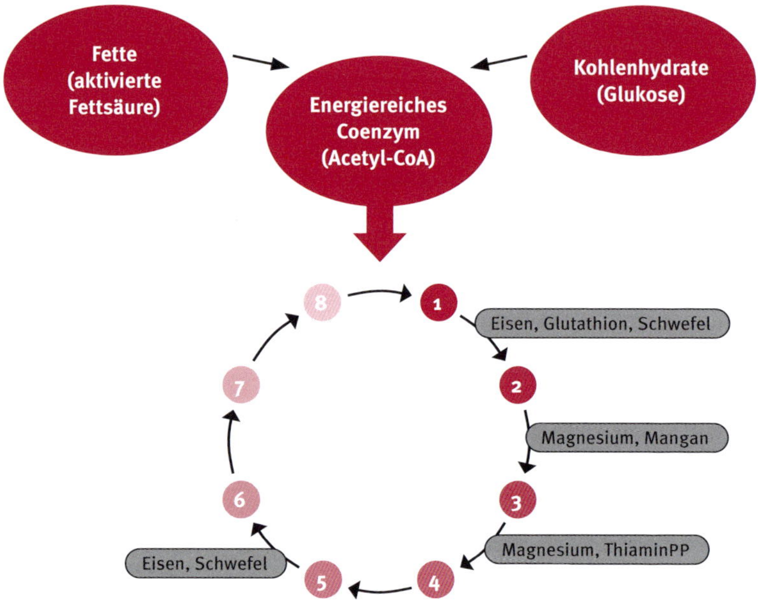

Nährstoffe für den zweiten Akt der Energieherstellung, den Zyklus

B-Vitamine für den Energietransport

Während fünf der acht Stoffwechselschritte entstehen positiv geladene Wasserstoffpartikel und Elektronen. Sie werden auf Carrier übertragen. Das Wort »Carrier« stammt aus dem Englischen und bedeutet »Transporter«. Carrier transportieren Energie in Form von positiv geladenen Wasserstoffpartikeln und Elektronen vom Citratzyklus zum nächsten Abschnitt der Energieherstellung.

Es gibt zwei verschiedene Arten von Energietransportern. Der erste heißt NAD^+ und transportiert die Energie ab, die bei vier der Umbauschritte entsteht. Wenn es die Energieladung aufgenommen hat, wird es zu NADH. NAD^+ kann der Körper aus Niacin (Vitamin B_3) oder der Aminosäure Tryptophan bilden. Der andere Energietransporter heißt FAD^+ und transportiert die Energie ab, die im sechsten Umbauschritt entsteht. Auch FAD^+ wird mit Wasserstoff und Elektronen beladen und wird dadurch zu FADH. Den zweiten Energietransporter stellt der Körper aus Riboflavin (Vitamin B_2) her.

Mangelt es an Niacin, Riboflavin oder Tryptophan, bilden sich weniger Energietransporter. Dann verlangsamt sich der Transport der positiv geladenen Wasserstoffpartikel und Elektronen vom Zyklus zum dritten Akt der Energieherstellung. Es kommt zu einem Energiemangel.

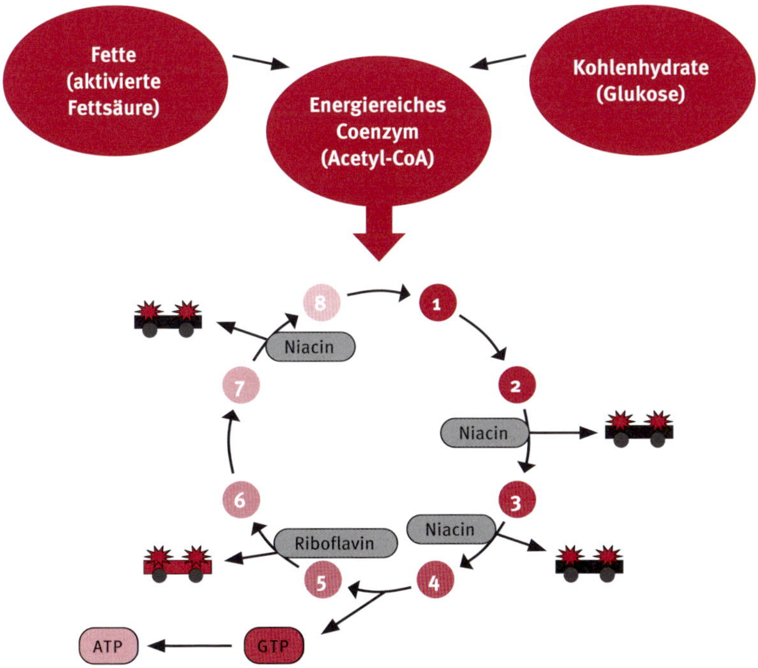

Energie aus dem zweiten Akt der Energieherstellung, dem Zyklus
= NADH = FADH

Nährstoffe für den zweiten Akt der Energieherstellung, den Citratzyklus:

- Eisen (Mineralstoff)
- Glutathion (Protein)
- Schwefel (Mineralstoff)
- Magnesium (Mineralstoff)
- Thiaminpyrophosphat (Verbindung aus Vitamin B_1 und zwei Phosphatresten)
- Mangan (Mineralstoff)
- Niacin (Vitamin B_3)
- Riboflavin (Vitamin B_2)
- Tryptophan (Aminosäure)
- Aminosäuren zum Bau der Enzyme

Dritter Akt: körpereigene Batterie, Turbine und ATP-Produktion

Der dritte Abschnitt der Energieherstellung ist der wesentliche. Er heißt oxidative Phosphorylierung. Bei diesem Prozess werden Phosphorgruppen unter Sauerstoffverbrauch angehängt.

Die Sache mit dem Sauerstoff ist besonders interessant. Denn Sauerstoff wird nicht in Energiemoleküle umgewandelt. Die Moleküle können auch ohne Sauerstoff entstehen, wie es im ersten Abschnitt der Energieherstellung geschieht. Der erste Abschnitt heißt daher auch anaerobe Energieherstellung, also ohne Sauerstoff. Für die Energieherstellung im dritten Abschnitt ist Sauerstoff hingegen essenziell. Es handelt sich um den aeroben Stoffwechsel, den mit Sauerstoff. Der Sauerstoff wird dafür benötigt, die vielen Elektronen, die im zweiten Abschnitt der Energieherstellung entstehen und für die Abläufe im dritten Abschnitt benötigt werden, wieder einzufangen.

Im dritten Abschnitt entsteht die meisten Energieträger (ATP), die anschließend für sämtliche Abläufe im Körper benutzt werden. Der dritte Akt der Energieherstellung besteht aus zwei Abschnitten, der Atmungskette und der letztlichen ATP-Herstellung, der Phosphorylierung. Der dritte und letzte Akt der Energieherstellung findet ebenfalls in den Mitochondrien statt, in den Kraftwerken der Zellen.

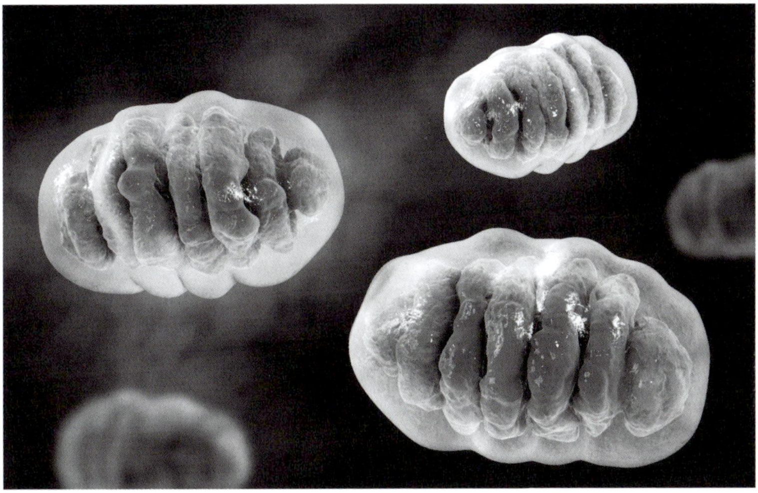

Mitochondrien

Genauer gesagt findet er in und um die Mitochondrienmembranen statt. Membranen sind so etwas wie Wände, nur dass sie für bestimmte Stoffe durchlässig sind. Die Membranen bestehen zum Großteil aus Fettsäuren, die fein säuberlich nebeneinanderliegen. An vielen Stellen sind Proteine in den Membranen integriert, die ganz bestimmte Aufgaben übernehmen. Am dritten Akt der Energieherstellung sind vier verschiedene Proteine und ein Enzym beteiligt. Sie liegen alle in den inneren Membranen der Mitochondrien.

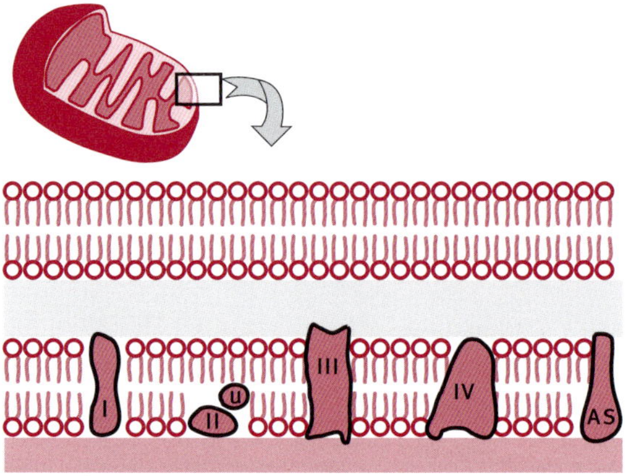

Äußere und innere Membran bestehen aus zwei Reihen Lipide (Fette).
In der inneren Membran sind zudem die Proteine und Enzyme für die Energieherstellung lokalisiert.
I, II, III, IV: Vier verschiedene Proteinkomplexe
U: Ubiquinon (Coenzym Q10)
AS: Enzym der ATP-Synthese

Körpereigene Batterie und Turbinen

Mitochondrien sind mit Batterien vergleichbar. Eine Seite der Membran weist eine andere Ladung auf als die andere Seite. Der Ladungsunterschied entsteht, indem die Energietransporter (NADH und FADH) die positiv geladenen Wasserstoffpartikel sowie die Elektronen an die Proteine, die sich in den Mitochondrienmembranen befinden, abgeben. Die Elektronen wandern daraufhin von einem der Proteine zum nächsten und geben dabei Energie ab. Jedes der Proteine nutzt die Energie der Elektronen, um die positiv geladenen Wasserstoffpartikel durch die Membran zu transportieren. Die eine Seite der Membran ist daher im Verhältnis zur anderen Seite positiv geladen.

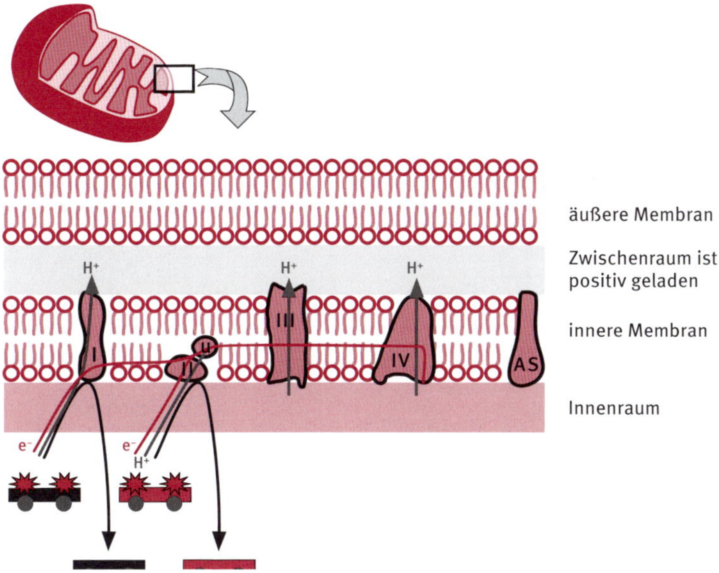

Die hohe Konzentration von Wasserstoffpartikeln im Zwischenraum führt zu einer positiven Ladung. Der Ladungsunterschied ist mit einer Batterie vergleichbar.

Überall dort, wo Ladungsunterschiede herrschen, streben geladene Teilchen danach, den Unterschied wieder auszugleichen. Genau das passiert auch in den Mitochondrien. Die positiv geladenen Wasserstoffpartikel zieht es zurück auf die andere Seite der Membran. Durch die Membran kommen sie aber nicht hindurch. Die Membranen sind für diese Art von Partikel undurchlässig. Es gibt aber eine einzige Lücke, durch die sie auf die andere Seite gelangen können. Es ist das Enzym, das am dritten Akt der Energieherstellung beteiligt ist. Es hat einen Kanal, durch den die positiv geladenen Wasserstoffpartikel hindurchkönnen. Vergleichen kann man das Enzym mit einer Turbine. Es wird aber nicht wie eine Turbine mit Wasser betrieben, sondern mit den positiv geladenen Wasserstoffpartikeln. Dabei wird Energie frei, die das Enzym nutzt, um an Adenosindiphosphat (ADP) eine weitere Phosphatgruppe zu hängen und somit den Energieträger ATP zu bilden.

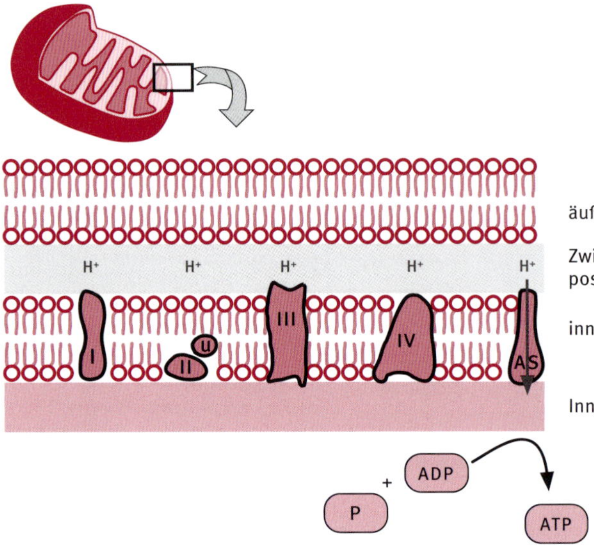

Aufgrund des Ladungsunterschiedes (vergleichbar mit einer Batterie) zieht es Wasserstoffpartikel zurück auf die andere Seite der Membran. Der Vorgang ist mit einer Turbine vergleichbar. Die beim Rückstrom frei werdende Energie wird zur Bildung von ATP genutzt.

All diese Reaktionen funktionieren nur, wenn sich ausreichend Sauerstoff in den Mitochondrien befindet. Der Sauerstoff wird benötigt, um die Elektronen aufzunehmen. Die Elektronen wandern zwar durch die Proteine und reagieren mit unterschiedlichen Stoffen, wodurch jedes Mal Energie frei wird, aber die Elektronen verschwinden nicht. Sie müssen irgendwo hin. Sie werden vom Sauerstoff aufgenommen und reagieren daraufhin mit den positiv geladenen Wasserstoffpartikeln. Dabei entsteht Wasser, aber vor allem sind die Elektronen verwertet.

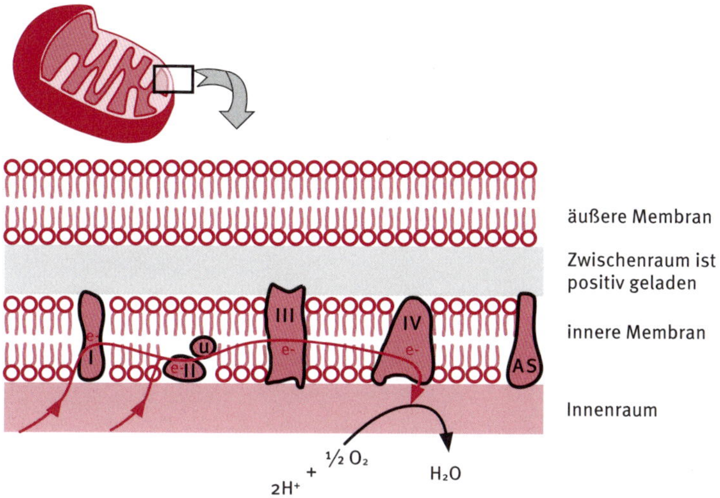

Negativ geladene Elektronen wandern von einem Proteinkomplex zum nächsten und werden dann von Sauerstoff und Wasserstoff aufgenommen. Dabei entsteht Wasser.

Mangelt es in den Mitochondrien an Sauerstoff – was durchaus vorkommt –, können die Elektronen nicht mehr aufgenommen werden. Der gesamte dritte Abschnitt der Energieherstellung verlangsamt sich oder kommt sogar ganz zum Erliegen. Da auch die Elektronen aus dem Zyklus nirgends mehr hinkönnen, verlangsamt sich der Zyklus ebenfalls oder wird ganz eingestellt. Dann kann nur noch Energie durch die Zerkleinerung von Glukose, den ersten Akt der Energieherstellung, gewonnen werden.

Aerober und anaerober Stoffwechsel

Ist nicht genügend Sauerstoff vorhanden, um die Elektronen aufzunehmen, wird ein Teil der Energie nur noch mithilfe des ersten Abschnittes der Energieherstellung, der Glykolyse, erzeugt. Diese Form der Energieherstellung heißt anaerob, weil dazu kein Sauerstoff benötigt wird.

Als aerob werden Stoffwechselprozesse bezeichnet, die nur in Gegenwart von Sauerstoff ablaufen. Das Gegenteil ist anaerob.

Ausgangsstoff für die Energie aus dem ersten Abschnitt ist Glukose oder gespeicherte Kohlenhydrate in Form von Glykogen.

Wird Energie nur durch den ersten Abschnitt der Energieherstellung gebildet, entsteht Laktat. Laktate sind Salze der Milchsäure, sie sind sauer.

Laktat wird in die Leber transportiert und dort zu Glukose umgebaut, die dann wieder zur Herstellung von Energie verwendet werden kann.

Essenzielle Stoffe für den dritten Akt der Energieherstellung

Der dritte Abschnitt der Energieherstellung funktioniert nur, wenn die Proteine richtig arbeiten. In ihnen finden Reaktionen statt, für die weitere Stoffe notwendig sind, und zwar Mineralstoffe. Für die Reaktionen, die im ersten und zweiten Proteinkomplex stattfinden, werden Eisen und Schwefel benötigt. Das kleinere Protein namens Cytochrom c braucht Eisen, damit es richtig funktioniert. Die Reaktionen im vierten Proteinkomplex können nur stattfinden, wenn ausreichend Eisen und Kupfer zur Verfügung stehen.

Die Elektronen wandern nicht nur von einem Protein in der Mitochondrienmembran zum nächsten, sie wandern auch durch einen weiteren Stoff, der in der Membran liegt: Ubiquinon oder auch Coenzym Q10 genannt.

Gesunde und junge Menschen verfügen über ausreichend Ubiquinon. Der Körper kann es selbst herstellen, außerdem ist es in vielen verschiedenen Nahrungsmitteln enthalten. Im Alter oder bei Krankheit sieht das anders aus. Mangelt es jedoch an Ubiquinon, können nicht mehr so viele Elektronen transportiert werden. Die Proteine können daraufhin weniger Wasserstoffpartikel auf die andere Seite der Membran pumpen. Die Batterie schwächelt. Das führt dazu, dass die Turbine langsamer läuft und weniger Energieträger (ATP) entstehen. Fehlt Ubiquinon, fühlt man sich schlapp, es fehlt Energie.

Neben Eisen, Schwefel, Kupfer und Ubiquinon erhöhen Omega-3-Fettsäuren die Produktion des Energieträgers (ATP). Die äußeren und inneren Membranen der Mitochondrien bestehen aus einer Mischung aus Fettsäuren und Proteinen. Sind in ihnen besonders viele Omega-3-Fettsäuren in Form von EPA (Eicosapentaensäure) und DHA (Docosahexaensäure) enthalten, laufen alle Reaktionsschritte besonders gut ab.

Damit sich der Energieträger ATP bilden kann, müssen außerdem ausreichend Phosphatgruppen zur Verfügung stehen. Aus Adenosindiphosphat mit zwei Phosphatgruppen muss Adenosintriphosphat mit drei Phosphatgruppen entstehen.[6]

Magnesium für die Energiespeicherung

Selbst ganz am Ende der Energieherstellung kommt noch einmal Magnesium zum Einsatz. Es ist daher einer der wichtigsten Mineralstoffe des Energiestoffwechsels.

Damit ATP nach seiner Bildung für alle Abläufe in den Zellen zur Verfügung steht, muss es aus den Mitochondrien in die Zellflüssigkeit wandern. Dies geschieht besonders schnell, wenn sich ausreichend Magnesium in der Zellflüssigkeit befindet. ATP ist zudem sehr instabil und zerfällt schnell wieder in ADP und P. Dabei wird Energie frei, die dann ungenutzt bleibt. Magnesium kann aber eine Verbindung mit ATP eingehen und stabilisiert es dadurch.[7]

Nährstoffe für den dritten Abschnitt der Energieherstellung, der oxidativen Phosphorylierung:

- Eisen (Mineralstoff)
- Omega-3-Fettsäuren
- Schwefel (Mineralstoff)
- Ubiquinon (von der Struktur ähnlich zu Vitamin K und Vitamin E)
- Kupfer (Mineralstoff)
- Phosphatgruppen (Mineralstoff)
- Aminosäuren
- Magnesium (Mineralstoff)

Energie macht den Unterschied

Die Energieherstellung im Körper ist sehr komplex und gleichzeitig sehr genial. Wenn sie gut funktioniert, sind Sie gesund, motiviert und gut gelaunt. Funktioniert sie nicht so gut, sind Sie oft müde und fühlen sich schnell überfordert. Jeder grippale Infekt nimmt Sie mit, Sie leiden oft an Herpes oder Entzündungen wie Gerstenkörnern, Blasenentzündungen oder Mittelohrentzündungen. Ein Energiemangel führt auch zu chronischen Erkrankungen wie Krebs, Herz-Kreislauf-Beschwerden, Diabetes und vielen mehr. Auch die Stimmung ist des Öfteren im Keller, wenn es im Körper an Energie mangelt.

Die gute Nachricht: Sie haben es selbst in der Hand. Mit der richtigen Ernährung, den passenden Nährstoffen, mit Sport und ausreichendem Schlaf sowie mit dem Abbau von Stress können Sie Ihre Energieherstellung ankurbeln. Und zwar nicht nur in jungen Jahren, sondern bis ins hohe Alter.

Gesunde Kinder strotzen vor Energie

Französische Wissenschaftler verglichen die Ausdauerleistung von Jungen vor der Pubertät sowohl mit untrainierten als auch mit gut durchtrainierten männlichen Ausdauersportlern und kamen zu einem erstaunlichen Ergebnis.

Die Jungen im Alter von neun bis elf Jahren sowie die Erwachsenen mussten zweimal sieben Sekunden lang so schnell wie es ihnen möglich war sprinten. Zwischen den beiden Sprints lag eine einminütige Pause. Außerdem mussten sie auf einem Fahrradergometer 30 Sekunden lang mit der ihnen maximal möglichen Geschwindigkeit strampeln. Das hört sich vielleicht nach keinen so großen sportlichen Leistungen an, aber anhand dieser kurzen maximalen Belastungen kann man sowohl die körperliche Leistungsfähigkeit feststellen als auch die Fähigkeit, sich von der Belastung zu erholen.

Die Jungen zeigten bei den meisten gemessenen Parametern ähnliche Leistungen wie die gut trainierten Ausdauersportler. In einigen Messungen schnitten sie sogar besser ab! Sie erholten sich nach dem Sprint schneller, ihre Muskulatur ermüdete langsamer und blieb länger im aeroben Stoffwechsel. Das ist ein Zeichen für eine sehr gute Ausdauerleistung. Auf dem Fahrradergometer ließ die Leistung der untrainierten Männer während der 30 Sekunden um ca. 50 Prozent nach und die der Ausdauersportler um ca. 40 Prozent. Die Leistung der Jungen fiel hingegen nur um 35 Prozent ab.

Die Energieherstellung läuft bei Kindern bis zur Pubertät auf Hochtouren. Das weiß jeder, der mit Kindern schon einmal draußen gespielt hat. Sie sind nicht kleinzukriegen. Sie hüpfen und springen, laufen und klettern auf Bäume, stundenlang. Wer jedoch ab der Pubertät intensiv Ausdauersport betreibt, kann ein ähnliches Energieniveau aufrechterhalten. Nur wird er längere Zeiten für die Regeneration benötigen.[8]

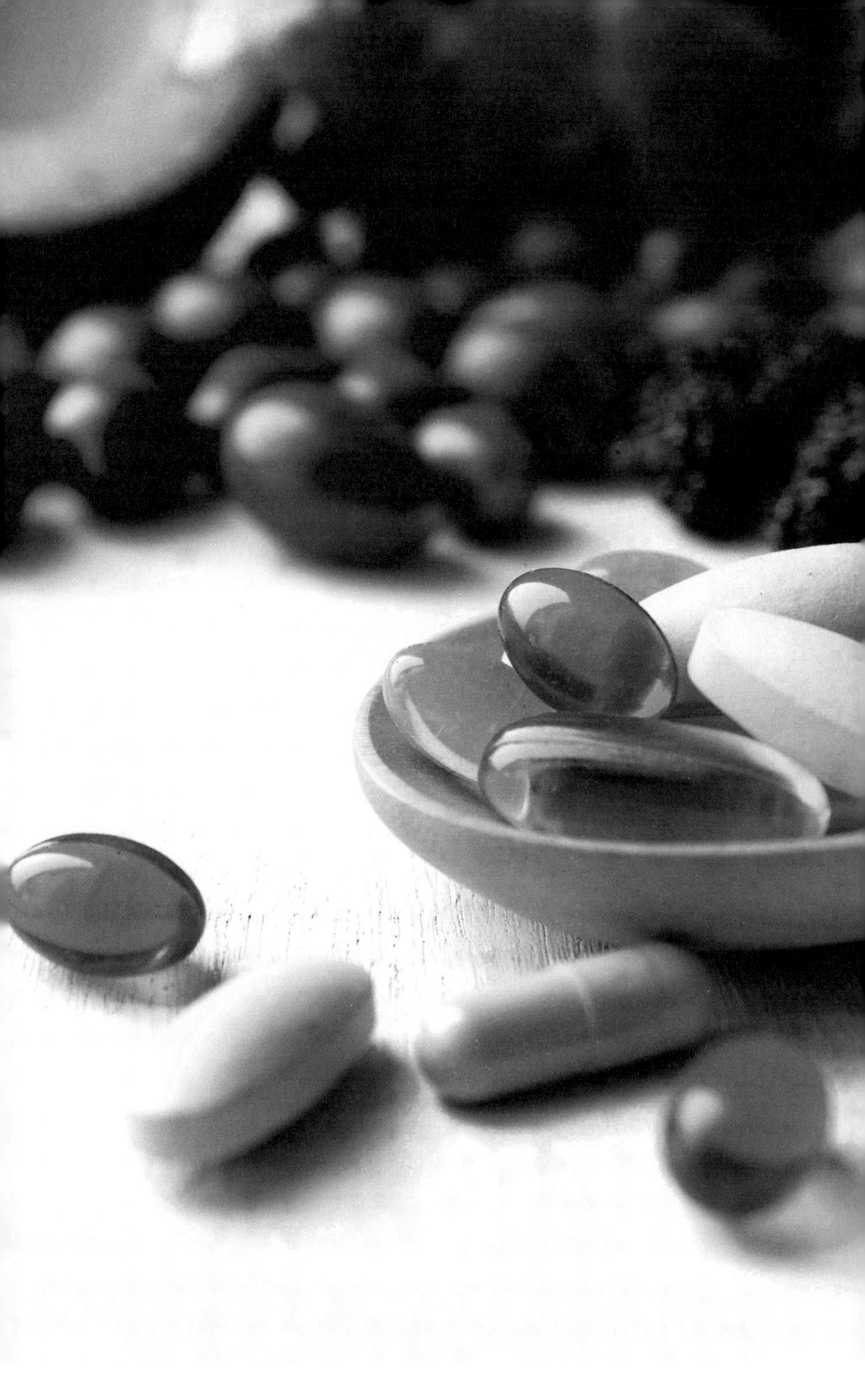

Nährstoffe für die Energieherstellung

Damit aus Kohlenhydraten und Fetten Energie entsteht, werden viele weitere Nährstoffe benötigt. Mängel führen zu Energieproblemen. Leider sind einige Mängel weitverbreitet.

Von Nährstoffmängeln zu Fehlfunktionen

Fehlen Nährstoffe, kann der Körper nicht ausreichend Energie herstellen. Da kann man noch so viel schlafen oder auf dem Sofa sitzen, das Gefühl, endlich wieder voller Kraft zu sein, stellt sich nicht ein. Stattdessen fühlt sich alles zu viel an. Logisch, denn ohne Eisen, Magnesium, Mangan, Schwefel, Kalium, α-Liponsäure und ThiaminPP funktionieren die Enzyme und Proteine, die für die Energieherstellung zuständig sind, nicht richtig. Ohne Niacin und Riboflavin kann Energie nicht transportiert werden. Ohne Carnitin gelangen Fettsäuren nicht in die Mitochondrien und können somit nicht zur Energieherstellung genutzt werden. Ohne Phosphatverbindungen können sich keine Energieträger bilden und ohne die richtigen Aminosäuren hapert es an den Enzymen und Proteinen, die an den Reaktionen beteiligt sind.

Aber nicht nur das! Selbst die Mitochondrien verändern sich, wenn Nährstoffe fehlen. Im gesunden Zustand schließen sich viele Mitochondrien zusammen. Sie bilden große Verbände. Fehlen wichtige Nährstoffe, lösen sich diese Zusammenschlüsse wieder auf. Die Energieherstellung nimmt ab. Leiden Mitochondrien unter Nährstoffmängeln, senden einige von ihnen sogar das Signal zum programmierten Zelltod (Apoptose) aus. Stirbt ein Teil der Zellen, stehen den überlebenden mehr Nährstoffe zur Verfügung.[1] Dauern Nährstoffmängel nur kurze Zeit an, ist das ein guter Überlebensmechanismus. Sind wieder ausreichend Nährstoffe vorhanden, können sich schnell neue Zellen mit neuen Mitochondrien bilden. Ist der Nährstoffmangel aber ein Dauerzustand, sterben immer mehr Zellen ab. Das trägt zur Entstehung chronischer Krankheiten bei.

25 Jahre Praxiserfahrung: Lauter Nährstoffmängel

Seit 1996 messe ich bei meinen Patienten nach. Ich verlasse mich nicht auf vage Aussagen, dass sie reichlich Gemüse und hochwertiges Fleisch essen und daher keine Nährstofflücken haben sollten. Bei fast allen Patienten sehe ich große Lücken. Durchweg fehlt es an Eisen und Magnesium, an essenziellen Aminosäuren und B-Vitaminen. Kaum ein Arzt sucht so akribisch nach Nährstofflücken, was mich wundert. Denn die Energieherstellung ist einer der wichtigsten Stoffwechselabläufe überhaupt. Energie wird überall im Organismus benötigt, fürs Sehen, Riechen und Denken, fürs Immunsystem, für den Herzschlag und Muskelbewegungen, zur Bildung von Hormonen und sogar für die Emotionen. Da sollte man doch denken, dass zumindest die Nährstoffe für die Energieherstellung bei Beschwerden routinemäßig untersucht werden. Aber niemand tut es. Noch nicht. Ich denke positiv und bin davon überzeugt, dass sich diese Art der Medizin in Zukunft durchsetzen wird.

Im Folgenden gehe ich auf jeden wichtigen Nährstoff für die Energieherstellung ein. Sie sind entsprechend ihres ersten Vorkommens im Energiestoffwechsel gelistet.

Magnesium

Magnesium ist einer der wichtigsten Stoffe bei der Energieherstellung. Ausgerechnet an diesem Nährstoff mangelt es fast jedem. Das ist zumindest mein Bild nach 25 Jahren täglicher Blutanalysen. Etliche Studien, in denen die Magnesiumaufnahme über die Ernährung in verschiedenen europäischen Ländern und den USA ermittelt wurde, kommen zu dem Ergebnis, dass zwischen 60 und 80 Prozent der Erwachsenen einen Magnesiummangel entwickeln müssten.[2] Das sind erschreckend viele. Erschreckend viele, denen es letztlich an Energie mangelt.

Doch wann beginnt ein Mangel genau? Es gibt Studien, da werden Blutwerte zwischen 0,5 und 0,7 mmol/l als leichter Magnesiummangel bezeichnet. Meiner Erfahrung nach beginnt Gesundheit aber erst bei Werten zwischen 0,9 und 1,1 mmol/l. Nach fast einer halben Million Patienten, die ich untersucht habe, weiß ich, wovon ich spreche. Alles darunter bezeichne ich als Mangel.

Das Messen von Magnesium im Blut wird von einigen Ärzten als Unfug abgetan. Der Wert sage nichts aus, da der Großteil des Mineralstoffs sich nicht im Blut, sondern in den Zellen befindet. Außerdem versucht der Organismus, immer eine Mindestkonzentration an Magnesium im Blut aufrechtzuerhalten. Fehlt der Mineralstoff, wird er zum Beispiel aus Knochen und Zähnen abgezogen und ins Blut gespült.

Es gibt aber auch andere Meinungen. Prof. Dr. Ronald Elin von der Universität Louisville, Kentucky, USA, führte eine umfangreiche Literaturstudie durch. Er kam zu der Erkenntnis, dass bereits bei einem Magnesiumwert von unter 0,85 mmol/l gesundheitliche Probleme auftreten.[3] Leider ist diese Erkenntnis weder bei Hausärzten noch bei Labormedizinern angekommen. Da werden Magnesiumwerte oft falsch interpretiert.

Ursachen für Magnesiummangel gibt es viele. Eine der wichtigsten ist sicherlich die veränderte Ernährungsweise. Verarbeitete Lebensmittel wie Nudeln, Brot – besonders mit einem hohen Weißmehlanteil –, aber auch Fertiggerichte enthalten fast kein Magnesium. Nüsse und Kerne von Sonnenblumen, Cashews oder Kürbissen sind die Lebensmittel mit den höchsten Magnesiumanteilen. Aber wer isst diese schon täglich? Vor 60 Jahren steckte außerdem noch viel mehr Magnesium in Kernen, Nüssen und auch im Gemüse. Schuld ist die heutige Landwirtschaft. Böden verlieren durch die intensive Nutzung an Humus. Im Humus kommen aber die meisten Nährstoffe vor. Der Magnesiumgehalt hat sich in dieser wichtigen Bodenschicht in den letzten 60 Jahren um ca. 30 Prozent vermindert.

Magnesiummangel kann auch durch den Verzehr von Gluten ausgelöst werden. Das Klebereiweiß reduziert die Aufnahme des Mineralstoffs aus dem Darm. Gluten kommt in fast allen Getreidearten vor.

Eine Ernährung, die hauptsächlich aus Nudeln, Brot, Pizza oder anderen Getreideprodukten besteht, kann daher zu Problemen führen. Außerdem erhöht ein hoher Zuckerkonsum das Risiko eines Mangels. Für den Abbau des Zuckers wird besonders viel Magnesium benötigt. Weiterhin kann ein Vitamin-B_6-Mangel einen Magnesiummangel begünstigen. Das Vitamin ist an der Aufnahme des Mineralstoffs aus dem Darm beteiligt. Vitamin-B_6-Mangel ist bei Kindern, Jugendlichen und Erwachsenen selten. Senioren sind hingegen häufiger davon betroffen. Damit Magnesium aus dem Darm aufgenommen werden kann, braucht der Organismus außerdem Vitamin D. Ausgerechnet an diesem Vitamin mangelt es sehr oft.

Rauchen, Alkohol, der häufige Kontakt mit Pflanzenschutz- oder Lösungsmitteln sowie verschmutzte Luft erhöhen ebenfalls das Risiko eines Magnesiummangels. Der Mineralstoff ist am Abbau der giftigen Substanzen beteiligt. Auch gängige Medikamente wie die Antibabypille, Magensäureblocker, Diuretika und Antibiotika erhöhen den Magnesiumbedarf.

Wer stark schwitzt, intensiv Sport treibt oder körperlich anstrengende Arbeit verrichtet, benötigt ebenfalls viel Magnesium.[4] Meist ist der Bedarf nur mit der zusätzlichen Einnahme von Magnesium als Nahrungsergänzungsmittel zu decken.

STECKBRIEF

Magnesium

- **Mangel:** Sehr häufig.
- **Untersuchung:** Möglich bei einer Hausärztin, einem Heilpraktiker oder direkt in einem Labor.
- **Idealer Blutwert:**
  Gemessen im Serum: 0,9 bis 1,1 mmol/l bzw. 2,2 bis 2,7 mg/dl.
  Gemessen im Vollblut: 1,3 bis 1,8 mmol/l bzw. 3,1 bis 4,4 mg/dl.

- **Ungefähre Kosten der Blutuntersuchung:** 2 bis 3 EUR.
- **Notwendigkeit einer Blutuntersuchung:** Da Magnesiummangel sehr häufig vorkommt und der Mineralstoff nicht überdosiert werden kann, ist eine Blutuntersuchung für die Einnahme von Magnesium nicht unbedingt notwendig. Empfehlenswert ist sie trotzdem. Anhand des Ergebnisses kann man die Schwere des Mangels abschätzen.
- **Magnesiumhaltige Lebensmittel:** Nüsse, Samen, Hülsenfrüchte, reiner Kakao; in geringen Mengen ist Magnesium auch in Obst und Gemüse sowie Milchprodukten enthalten.
- **Erhöhter Magnesiumbedarf:** Stress, körperlich harte Arbeit, starkes Schwitzen, Sport, Schwangerschaft und Stillzeit, Verzehr von Zuckerhaltigem und/oder Gluten, Alkoholkonsum, Mangel an B-Vitaminen, Kontakt mit Giftstoffen.[5]
- **Symptome bei einem Mangel:** Muskelzuckungen und -krämpfe, Schwindel, Verdauungsbeschwerden (Durchfall und/oder Verstopfung), Reizbarkeit, Müdigkeit, Herzklopfen und -rasen, innere Unruhe, Kopfschmerzen, depressive Zustände, Menstruationsbeschwerden, Taubheitsgefühle in Händen und Füßen, Durchblutungsstörungen.
- **Magnesium als Nahrungsergänzungsmittel:** 300 bis 900 mg über den Tag verteilt einnehmen.

  Liegt die Dosis zu hoch, entspannt sich auch der Darm zu stark, es kommt zu Durchfall. Macht nichts, einfach am nächsten Tag etwas weniger einnehmen, und schon hat man die individuelle Höchstdosis gefunden.

  Magnesium wird in vielen verschiedenen Formen angeboten. Die Einnahme von Magnesiumoxid und -chlorid führt besonders schnell zu Durchfall. Magnesium in Form von Magnesiumcitrat wird sehr gut über die Magnesiumtransporter aufgenommen. Bei einem starken Mangel bieten sich Produkte an, die Magnesiumbisglycinat enthalten. Diese Form wird besonders gut aufgenommen und führt seltener zu Durchfall.

  Einige Personen vertragen die kombinierte Einnahme von Kalzium und Magnesium im Verhältnis 2:1 am besten. Ausprobieren! Jeder Mensch ist anders.
- **Wechselwirkungen mit Medikamenten:** Die Einnahme der Antibabypille, von Antibiotika, Diuretika und Magensäureblockern erhöht den Magnesiumbedarf.[6]

- **Voraussetzungen für die Aufnahme von Magnesium:** Zur Aufnahme von Magnesium braucht der Organismus Vitamin D. Der empfohlene Blutwert für 25-Hydroxy-Vitamin-D liegt zwischen 70 und 80 ng/ml bzw. 175 und 200 nmol/l. Bei einem Mangel sollten 7000 bis 9000 I. E. pro Tag über mehrere Wochen eingenommen werden. Mit einer Dosis von ca. 5000 I. E. pro Tag im Sommer wie im Winter wird ein gesunder Vitamin-D-Spiegel aufrechterhalten. Da die Vitamine D und K_2 eng zusammenarbeiten, empfiehlt sich die Einnahme von Kombipräparaten. Vitamin D kann überdosiert werden, daher sollte der Blutwert zweimal jährlich kontrolliert werden.
- **Überdosierung:** Magnesium kann nicht überdosiert werden. Zu viel eingenommenes Magnesium wird ausgeschieden.[7]

α-Liponsäure

Die schwefelhaltige Fettsäure wirkt als Cofaktor beim letzten Umbau von Glukose hin zum energiereichen Coenzym Acetyl-CoA. Für die Energieherstellung aus Fettsäuren wird sie jedoch nicht gebraucht. Da aber auch bei einer Ernährung, die nur sehr wenige Kohlenhydrate enthält, die Energieherstellung zwischen der Nutzung von Glukose und Fetten wechselt, ist α-Liponsäure wichtig. Der Organismus bildet sie selbst. Grundbaustein für die Synthese ist Octansäure, eine gesättigte Fettsäure, die sich ebenfalls natürlicherweise im Körper bildet und daher auch nicht extra über die Nahrung aufgenommen werden muss. Aber aufgenommen werden kann! Octansäure kommt in besonders hoher Konzentration in Kokosnüssen vor.

α-Liponsäure kann ebenfalls zusätzlich über die Nahrung aufgenommen werden. Sie kommt in Fleisch, Geflügel und Fisch vor. Besonders reichhaltig sind Innereien. Der Organismus unterscheidet nicht zwischen aufgenommener oder selbst gebildeter α-Liponsäure. Egal ob sie aus dem Hähnchenbrustfilet stammt oder im Organismus selbst gebildet wird, in den Mitochondrien wirkt sie aktivierend. In Obst und Gemüse ist α-Liponsäure nur in minimalen Mengen enthalten.

Nur sehr wenige Menschen leiden an einem α-Liponsäure-Mangel. In einigen Fällen ist die Einnahme trotzdem sinnvoll, da die Fettsäure nicht nur am Energiestoffwechsel beteiligt ist, sondern auch als Antioxidans wirkt und somit chronische Entzündungsreaktionen reduziert. Außerdem zeigte sich in einer Metastudie, dass die Einnahme von α-Liponsäure Übergewichtigen beim Abnehmen hilft.

α-Liponsäure sollte nicht in zu hohen Konzentrationen eingenommen werden. Die Fettsäure hat eine ähnliche molekulare Struktur wie das B-Vitamin Biotin. Beide Stoffe können an die gleichen Transporter und Rezeptoren andocken. Wird α-Liponsäure sehr hoch dosiert eingenommen, löst es Prozesse aus, die normalerweise durch Biotin in Gang gesetzt werden. Das ist ungesund. Die tägliche Einnahme sollte daher 600 Milligramm α-Liponsäure nicht überschreiten.[8]

STECKBRIEF

α-Liponsäure

- **Mangel:** Selten.
- **Untersuchung:** Kein Standard, einige Labore bieten die Untersuchung allerdings an.
- **Idealer Blutwert:** Über 12,5 µg/l.
- **Ungefähre Kosten der Blutuntersuchung:** 50 bis 60 EUR.
- **Notwendigkeit einer Blutuntersuchung:** Normalerweise nicht nötig.
- **α-Liponsäurereiche Lebensmittel:** Fisch, Fleisch, Geflügel, Innereien.
- **Erhöhter α-Liponsäure-Bedarf:** Übergewichtige oder immunschwache Personen, Patienten, die an chronischen Entzündungsreaktionen bzw. chronischen Krankheiten wie Herz-Kreislauf-Beschwerden, Diabetes, Autoimmunerkrankungen, Krebs, neurodegenerativen Erkrankungen leiden.
- **Symptome bei einem Mangel:** Da ein klinischer Mangel selten vorkommt, sind spezielle Symptome nicht bekannt.
- **α-Liponsäure als Nahrungsergänzungsmittel:** Die schwefelhaltige Fettsäure

kommt in einer R-Form und einer dazu spiegelverkehrten S-Form vor. Die R-Form ist die aktive und sollte daher eingenommen werden.
Besonders effektiv ist die Einnahme auf nüchternen Magen.
Für einen spürbaren Effekt müssen mindestens 50 mg pro Tag eingenommen werden, von mehr als 600 mg pro Tag wird abgeraten.
Wie das Nahrungsergänzungsmittel bei Kindern wirkt, wurde bislang nicht erforscht, daher sollten Kinder es nicht einnehmen. Das Gleiche gilt für Schwangere.
Die Einnahme von α-Liponsäure kann bei Diabetikern Nervenschäden vorbeugen oder abschwächen, wodurch unangenehmes Kribbeln oder leichte Schmerzen in den Beinen abnehmen. Auch kann die Fettsäure bei Diabetikern Schäden an der Retina im Auge reduzieren.

- **Wechselwirkungen mit Medikamenten:** Die schwefelhaltige Fettsäure wirkt blutverdünnend, dies sollte bei der gleichzeitigen Einnahme von Blutverdünnern beachtet werden. Außerdem reduziert sie den Blutzuckerspiegel, das ist für Diabetiker relevant. Auch Patienten mit Schilddrüsenerkrankungen sollten vorsichtig sein, da α-Liponsäure auf dieses Organ wirkt.[9]
- **Überdosierung:** Bei einer täglichen Einnahme von 3 bis 5 g α-Liponsäure können oxidativer Stress und Mineralstoffmängel auftreten. Werden zwischen 1,2 und 1,8 g pro Tag konsumiert, kann es zu Hautreizungen kommen. Verstärkter Reflux wurde bei einer Dosis von 800 bis 1800 mg pro Tag beobachtet. Einige Menschen reagieren mit Kopfschmerzen, Fatigue, Durchfall, Muskelkrämpfen oder Hautkribbeln, wenn sie zu viel α-Liponsäure einnehmen. Ab wann diese Symptome auftreten, ist individuell sehr unterschiedlich.[10]

Kalium

Oft heißt es, Kaliummangel komme selten vor. Neuere Studien stellen das infrage. Grund ist die intensive Landwirtschaft. Laut einer Untersuchung in den USA hat die Kaliumkonzentration in Fleisch und Gemüse abgenommen. 1999 litten ca. vier Prozent der US-Amerikaner an einem Kaliummangel, 2015 waren bereits 15 Prozent betroffen.[11] Wahrscheinlich sieht die Situation in Europa ähnlich aus.

Ein Mangel kann auch durch eine erhöhte Ausscheidung entstehen. Sie tritt bei chronisch weichem Stuhl oder häufigen Durchfällen auf. Aber auch die Einnahme harnbildender Medikamente (Diuretika) oder der häufige Gebrauch von Abführmitteln spült den Mineralstoff aus dem Körper. Wer oft stark schwitzt, scheidet ebenfalls mehr Kalium aus. Auch ein sehr hoher Salzkonsum und Alkohol lassen Kalium zu schnell verschwinden.

Unter bestimmten Umständen kann auch ein niedriger Magnesiumspiegel zu einem Kaliummangel führen. Dann wird mehr Kalium über den Urin ausgeschieden.[12]

STECKBRIEF

Kalium

- **Mangel:** Kommt zunehmend vor.
- **Untersuchung:** Möglich beim Hausarzt, Heilpraktiker oder direkt in einem Labor.
- **Idealer Blutwert:** 3,8–5,6 mmol/l bzw. 15,0–22,0 mg/dl.
- **Ungefähre Kosten der Blutuntersuchung:** Ca. 2 EUR.
- **Notwendigkeit einer Blutuntersuchung:** Vor der Einnahme von Kalium als Nahrungsergänzungsmittel empfehlenswert.
- **Kaliumreiche Lebensmittel:** Gemüse in allen Formen und Farben; Tomaten enthalten besonders viel Kalium, Hülsenfrüchte wie weiße Bohnen und Linsen, Nüsse, Samen und Kerne. Oft reicht der tägliche Verzehr von hochwertigem Biogemüse, um einen gesunden Kaliumspiegel aufrechtzuerhalten.
- **Erhöhter Kaliumbedarf:** Bei chronischen Darmerkrankungen, Essstörungen und Leistungssport sowie lang anhaltendem psychischen Stress.
- **Symptome bei einem Mangel:** Erschöpfung und Fatigue, Muskelschwäche und -krämpfe, Schwindel, Verdauungsprobleme, Herzrhythmusstörungen, Bluthochdruck, Atemprobleme, Kribbeln oder Gefühllosigkeit der Haut, häufiges Urinieren.

- **Kalium als Nahrungsergänzungsmittel:** Kalium wird in verschiedenen Verbindungen angeboten. Empfehlenswert ist Kaliumcitrat. Ca. 800 mg sollten bei einem Kaliummangel täglich eingenommen werden. Die Einnahme erfolgt zusammen mit einer Mahlzeit.
- **Wechselwirkungen mit Medikamenten:** ACE-Hemmer und einige Schmerzmittel wirken kaliumsparend, die zusätzliche Einnahme von Kalium als Nahrungsergänzungsmittel kann den Kaliumspiegel zu sehr erhöhen.
  Diuretika erhöhen die Ausscheidung von Kalium, in diesen Fällen ist die Einnahme von Kalium als Nahrungsergänzungsmittel empfehlenswert – vorausgesetzt, es werden nicht gleichzeitig ACE-Hemmer eingenommen.
  Kalium sollte nicht zusammen mit Antibiotika mit den Wirkstoffen Trimethoprim oder Levofloxacin eingenommen werden.[13]
- **Überdosierung:** 2 bis 3 g Kalium auf einmal, in einer schnell absorbierbaren Pulverform oder als Salzersatz in Form von Kaliumchlorid eingenommen, können zu Herz-Kreislauf-Beschwerden führen.
  Eine zu hohe Dosis kann außerdem die Schleimhaut des Magen-Darm-Traktes angreifen.[14]

Thiamin (Vitamin B_1)

Thiamin, oder auch Vitamin B_1 genannt, ist ein essenzieller Nährstoff, er muss über die Nahrung aufgenommen werden. Vitamine sind Stoffe, die im Körper für verschiedene Aufgaben gebraucht werden, der Organismus kann sie aber nicht selbst herstellen.

Thiamin gelangt aus dem Darm in den Blutkreislauf und von dort in die Körperzellen. Vor allem in der Skelettmuskulatur, der Leber, den Nieren, im Herzen sowie im Nervengewebe werden dem B-Vitamin zwei Phosphatgruppen angehängt. Es entsteht Thiaminpyrophosphat, kurz TPP oder ThiaminPP. Das ist die biologisch aktive Form des Vitamins B_1.

Ein Thiaminmangel kommt bei Gesunden selten vor. Personen, die sich hauptsächlich von weißem bzw. poliertem Reis und hellem Auszugsmehl ernähren, können jedoch einen Mangel erleiden, da Reis und

Auszugsmehl kaum Thiamin enthalten. Außerdem inaktivieren Kaffee sowie schwarzer und grüner Tee Thiamin. Besonders häufig sind Übergewichtige von einem Thiaminmangel betroffen.[15] Ein Mangel kann auch durch Nulldiäten entstehen. Weiterhin tritt ein Mangel meist in Kombination mit anderen gesundheitlichen Problemen auf, wie chronisch erhöhtem Blutzucker bzw. Diabetes, starkem Alkoholkonsum oder Essstörungen. Außerdem können Dialysepatienten oder Personen, die Diuretika in hoher Dosis einnehmen, von einem Mangel betroffen sein.

STECKBRIEF

Thiamin

- **Mangel:** Selten, bei Diabetes und Übergewicht oder starkem Alkoholkonsum häufiger.
- **Untersuchung:** Möglich bei einer Hausärztin, einem Heilpraktiker oder direkt in einem Labor.
- **Idealer Blutwert:** Über 49 µg/l; wird die bioaktive Form untersucht, liegt der ideale Blutwert über 39,8 µg/l.
- **Ungefähre Kosten der Blutuntersuchung:** 30 bis 40 EUR.
- **Notwendigkeit einer Blutuntersuchung:** Nicht notwendig.
- **Thiaminreiche Lebensmittel:** Schweinefleisch, Fisch, Meeresfrüchte, Leinsamen, Sonnenblumenkerne, Bohnen, Erbsen, Linsen, Tofu, Kürbis, Spargel und Rosenkohl. In vielen weiteren Gemüsesorten kommt das Vitamin in geringen Mengen vor.
- **Erhöhter Thiaminbedarf:** Personen, die körperlich schwer arbeiten, Leistungssportler, Schwangere und Stillende, ältere Menschen, Übergewichtige.
- **Symptome bei einem Mangel:** Appetitlosigkeit, Fatigue, muskuläre Schwäche, schnelle emotionale Reizbarkeit, Kribbeln oder Taubheit in Armen und Beinen, verschwommenes Sehen, Vergesslichkeit, Übelkeit und Erbrechen, Probleme, morgens aufzuwachen.
- **Thiamin als Nahrungsergänzungsmittel:** Die meisten Präparate enthalten

eine höhere Dosis, als von der EFSA, der Europäischen Behörde für Lebensmittelsicherheit, empfohlen. Der Grund ist folgender: Viele Hersteller orientieren sich an wissenschaftlichen Studien und nicht an offiziellen Empfehlungen, da sie nicht bindend sind. Thiamin wird am besten in Form eines Vitamin-B-Komplex-Präparates eingenommen, da auch andere B-Vitamine für die Energieherstellung wichtig sind. Außerdem arbeiten die B-Vitamine eng zusammen. Das Komplexpräparat sollte zwischen 30 und 40 mg Thiamin enthalten.

- **Wechselwirkungen mit Medikamenten:** B-Vitamine verbessern die Wirkung einiger Antidepressiva, deren Dosis eventuell herabgesetzt werden kann.[16] Durch die Einnahme von Diuretika wird Thiamin vermehrt ausgeschieden.
- **Überdosierung:** Thiamin ist selbst in sehr hoher Dosis nicht giftig. Es gibt keine festgelegte Höchstgrenze für die Einnahme. Wird das Vitamin in sehr hoher Dosis eingenommen, kann es zu Durchfällen kommen.

Carnitin

Carnitin transportiert Fettsäuren aus dem Zellinneren in die Mitochondrien, wo sie weiter zerlegt und zur Herstellung von Energie genutzt werden. Da die Energieherstellung aus Fettsäuren wesentlich gesünder ist als die aus Kohlenhydraten, sollte für eine gute Versorgung mit Carnitin gesorgt werden.

Carnitin ist eine nicht essenzielle Aminosäure. Sie kommt vor allem in Fleisch, Fisch, Geflügel und Milchprodukten vor. Je röter das Fleisch, umso mehr Carnitin ist enthalten. Im Organismus entsteht es zudem aus den essenziellen Aminosäuren Lysin und Methionin. Für eine gute Carnitinversorgung sollten ungefähr drei Viertel des Bedarfs direkt über die Nahrung aufgenommen werden. Das verbleibende Viertel wird durch die körpereigene Synthese in Leber und Nieren gedeckt. Damit sich allerdings Carnitin aus Lysin und Methionin bilden kann, sind eine Reihe von Cofaktoren nötig, und zwar: Niacin (Vitamin B_3), Vitamin B_6, Vitamin C und Eisen.

Vegetarier und Veganer weisen durchschnittlich niedrigere Carnitinblutwerte auf als Fleischesser. Wobei der Blutwert mit Vorsicht zu genießen ist, denn selbst wenn er noch im normalen Bereich liegt, kann in der Herz- und Skelettmuskulatur bereits ein Mangel herrschen. Chronischer Durchfall, Essstörungen, die Einnahme von Diuretika sowie Dialyse können ebenfalls zu einem Carnitinmangel führen.

Noch wird in der Medizin und der Ernährungswissenschaft die Energieherstellung aus Kohlenhydraten als die normale angesehen. Die aus Fetten würde nur hin und wieder anspringen, wenn alle Kohlenhydrate aufgebraucht sind. Diese Annahme wird glücklicherweise zunehmend bezweifelt und die Energieherstellung aus Fettsäuren als die normale bewertet. Das hat Konsequenzen auf die allgemeinen Nährstoffempfehlungen. Herrscht die Energieherstellung aus Fettsäuren vor, wird mehr Carnitin benötigt.[17]

STECKBRIEF

L-Carnitin

- **Mangel:** Selten, betroffen sind meist nur Vegetarier und Veganer oder Patienten, die bestimmte Medikamente einnehmen.
- **Untersuchung:** Möglich beim Hausarzt, einer Heilpraktikerin oder direkt in einem Labor. Carnitin liegt im Blutplasma zu 70 bis 85 Prozent als freies Carnitin und zu 15 bis 30 Prozent als Acylcarnitin vor, die Summe aus beiden bildet das Gesamtcarnitin. Gemessen wird meist das freie Carnitin.
- **Idealer Blutwert:** 4,0 bis 9,8 mg/l.
- **Ungefähre Kosten der Blutuntersuchung:** 35 bis 40 EUR.
- **Notwendigkeit einer Blutuntersuchung:** Nicht notwendig.
- **Carnitinreiche Lebensmittel:** Rindfleisch und Wild enthalten mit Abstand das meiste Carnitin.
- **Erhöhter Carnitinbedarf:** Vegetarier und Veganer.
- **Mögliche Symptome bei einem Mangel:** Muskelschmerzen, Fatigue, mangelnde Konzentration, Fettleber.

- **Carnitin als Nahrungsergänzungsmittel:** Tägliche Einnahme von 500 bis 2000 mg. Besonders zu empfehlen ist die Einnahme von Carnitin bei einer Low-Carb-Ernährung.
- **Wechselwirkungen mit Medikamenten:** Die Einnahme von Medikamenten aus folgenden Wirkungsgruppen kann einen Carnitinmangel hervorrufen: Valproinsäure – in Antiepileptika enthalten –, einige Krebsmedikamente, Antibiotika mit dem Wirkstoff Pivampicillin und Immunsuppressiva, die als Wirkstoff Cyclosporin enthalten.[18]
- **Überdosierung:** Es besteht keine Gefahr einer Überdosierung, da zu viel eingenommenes Carnitin direkt über den Urin wieder ausgeschieden wird.[19]

Niacin

Aus Niacin, oder auch Vitamin B_3 genannt, entsteht der Energietransporter NADH. Es wird aber auch direkt über die Nahrung aufgenommen. Besonders reichhaltig an Niacin sind tierische Produkte wie Geflügel, Fleisch sowie Fisch. Die größten Mengen befinden sich in der Leber. Die genannten Lebensmittel sind gleichzeitig gute Quellen für die Versorgung mit Niacin. In geringeren Mengen kommt Vitamin B_3 auch in Mungobohnen, Erdnüssen und Pilzen sowie Kaffee vor.

Ein Niacinmangel ist selten und entsteht meist nur durch eine extreme Mangelernährung. Außerdem kann der Organismus Niacin aus der Aminosäure Tryptophan synthetisieren. Allerdings ist der Vorgang nicht sehr effektiv. Aus 60 Milligramm Tryptophan entsteht nur 1 Milligramm Niacin.

Niacinmangel tritt trotzdem auf. Betroffen sind Menschen mit chronischen Darmentzündungen und Alkoholiker.

Wie viel Niacin täglich über die Nahrung aufgenommen werden sollte, ist bislang noch nicht geklärt. Das Linus Pauling Institute der Universität Oregon rät zu mindestens 20 Milligramm pro Tag.[20]

Übergewichtige, Diabetiker oder Personen, die an Insulinresistenz leiden, sollten Niacin nur einnehmen, wenn sie gleichzeitig Kohlenhydrate aus ihrer Ernährung streichen, denn Niacin kann den Blutzucker weiter erhöhen. Außerdem kann das Vitamin Insulinresistenz verstärken. Dies alles tritt nicht ein, wenn der Blutzuckerspiegel aufgrund einer Low-Carb-Ernährung grundsätzlich niedrig ist.

STECKBRIEF

Niacin

- **Mangel:** Selten, kommt aber bei Patienten mit chronischen Darmentzündungen und Alkoholikern vor.
- **Untersuchung:** Möglich bei einer Hausärztin, einem Heilpraktiker oder direkt in einem Labor.
- **Idealer Blutwert:** 17,0 bis 72,0 µg/l.
- **Ungefähre Kosten der Blutuntersuchung:** 30 bis 40 EUR.
- **Notwendigkeit einer Blutuntersuchung:** Nicht notwendig.
- **Niacinreiche Lebensmittel:** Rinder- und Schweinefleisch, Wild, Geflügel, Fisch, Pilze, Hülsenfrüchte; besonders reich an Niacin sind Erdnüsse.
- **Erhöhter Niacinbedarf:** Aids-Patienten, Alkoholiker und Patienten mit chronischen Darmentzündungen.
- **Mögliche Symptome bei einem Mangel:** Trockene und juckende Haut, Kopfschmerzen, Fatigue, Depression, Reizbarkeit, Konzentrations- und Schlafstörungen, Vergesslichkeit bis Demenz, Durchfall und Erbrechen, Entzündungen der Mund- und Darmschleimhaut.
- **Niacin als Nahrungsergänzungsmittel:** Das Vitamin sollte am besten in Form eines Vitamin-B-Komplex-Präparates eingenommen werden, da auch andere B-Vitamine für die Energieherstellung wichtig sind und weil B-Vitamine eng zusammenarbeiten. Das Komplexpräparat sollte zwischen 20 und 50 mg Niacin enthalten. Bei einem erhöhten Bedarf und nachgewiesenem Mangel können bis zu 400 mg Niacin pro Tag eingenommen werden.
- **Wechselwirkungen mit Medikamenten:** Niacin kann die Wirkung einiger Antidepressiva, cholesterinsenkender Medikamente, Blutverdünner sowie von Blutdrucksenkern verstärken. Die Wirkung von Schilddrüsenhormonen

sowie Medikamenten gegen Gicht können durch die gleichzeitige Einnahme von Niacin abnehmen.[21]

- **Überdosierung:** Bei einer Dosis von 500 bis 2000 mg pro Tag kann es zu einem Flush kommen, das sind Hitzewallungen und Hautrötungen. Sie sind ungefährlich und klingen nach einiger Zeit von allein wieder ab. Bei Einnahmen noch höherer Dosen kann Niacin zu multiplem Organversagen führen.[22]

Folsäure

Folsäure wird nicht direkt, sondern nur indirekt zur Energieherstellung benötigt, da es an der Carnitinsynthese beteiligt ist. Carnitin ist der Stoff, der für den Transport von Fetten in die Mitochondrien verantwortlich ist. Carnitin wird über die Nahrung aufgenommen, aber auch im Stoffwechsel gebildet. Es entsteht aus den essenziellen Aminosäuren Lysin und Methionin. Essenziell heißt, sie müssen über die Nahrung aufgenommen werden.

Ein Teil des Methionins bildet sich im Aminosäurestoffwechsel, und zwar aus dem schädlichen Zwischenprodukt Homocystein. Methionin kann aber nur synthetisiert werden, wenn der Körper ausreichend mit Vitamin B_{12} und Folsäure versorgt ist. Wenn dies nicht der Fall ist, reichert sich Homocystein an.

Ein hoher Homocysteinspiegel wirkt sich auf zwei Wegen negativ auf den Energiestoffwechsel aus. Einerseits wird weniger Carnitin gebildet, dadurch gelangen weniger Fette in die Mitochondrien. Anstelle von Fetten werden Kohlenhydrate zur Energieherstellung genutzt. Noch entscheidender sind aber die chronischen Entzündungsreaktionen, die zu hohes Homocystein auslösen. Sie führen zu einem Dauerkampf des Immunsystems. Das kostet wertvolle Energie. Energie, die nicht mehr fürs Laufen, fürs Gärtnern oder Handwerken, fürs Denken oder Sex zur Verfügung steht.

Ein Mangel an Folsäure kommt sehr häufig vor. Laut der Deutschen Gesellschaft für Ernährung (DGE) nehmen die meisten Erwachsenen nicht die empfohlenen 300 Mikrogramm Folsäure pro Tag auf. Bei den Männern sind es laut Nationaler Verzehrsstudie II nur durchschnittlich 207 Mikrogramm pro Tag. Bei Frauen sieht es noch schlechter aus, sie nehmen durchschnittlich nur ca. 184 Mikrogramm pro Tag zu sich.[23] Mängel sind somit vorprogrammiert. Sie stellen sich bereits nach nur einigen Wochen unzureichender Zufuhr ein.

In den USA und Irland werden Lebensmittel wie Mehl mit synthetisch hergestellter Folsäure angereichert. Da die meisten Menschen Mehlprodukte essen, steigt somit die Versorgung. Diese Lösung finde ich nicht sehr geglückt, denn es gibt sinnvollere Möglichkeiten, die Aufnahme von Folsäure zu steigern. Außerdem sollte der Verzehr von Mehl der Gesundheit zuliebe komplett gestrichen oder zumindest extrem reduziert werden. Nichtsdestotrotz, die Maßnahmen zeigen die Tragweite des Problems. In der Schweiz ist die »Stiftung Folsäure« aktiv, sie setzt sich für die Anreicherung verschiedener Lebensmittel mit dem Vitamin ein. Mit Folsäure angereicherte Produkte zeichnet die Stiftung mit ihrem Label aus. In Deutschland gibt es auch einige Lebensmittel, die mit Folsäure angereichert werden, wie beispielsweise Salz. Vielen Menschen ist das Problem allerdings nicht bewusst, daher kaufen sie auch kein Salz dieser Art. Aber selbst wenn es Verwendung findet, reicht die darin enthaltene Folsäure meist nicht aus, um den täglichen Bedarf zu decken.

Folsäure ist vor allem in frischem Gemüse und Obst enthalten. Eine Ernährung, die nur wenig davon enthält, kann zu einem Mangel führen. Da langes Kochen das Vitamin zerstört, sind auch Menschen betroffen, die zwar Gemüse essen, es aber zu Matsch kochen. Oder Kantinenesser, auch dort wird Gemüse zu lange warm gehalten und verliert somit Folsäure. Rohkost oder nur sanft gedünstetes Gemüse sollte daher mehrmals wöchentlich auf dem Teller landen. Neben zu wenig Obst und Gemüse erhöhen chronische Darmentzündungen und Zöliakie das Risiko eines Folsäuremangels. Auch ein hoher Alkoholkonsum geht meist mit einem Mangel einher.

Verschiedene Medikamente wie die Antibabypille, Antidepressiva, Antiepileptika, einige Antibiotika sowie Antirheumatika oder entzündungshemmende Medikamente, die vor allem zur Behandlung von Morbus Crohn eingesetzt werden, können ebenfalls einen Folsäuremangel erzeugen. Ein großes Problem stellt die dauerhafte Einnahme von Säureblockern bzw. Protonenpumpenhemmern dar. Die Medikamente werden oft so nett als »Magenschutz« bezeichnet und entweder bei Sodbrennen oder zur besseren Verträglichkeit anderer Medikamente verschrieben. Durch sie wird die Aufnahme von Folsäure erheblich reduziert. Laut Joachim Mössner, Gastroenterologe am Universitätsklinikum Leipzig, nehmen 12 von 100 Menschen in Deutschland Protonenpumpenhemmer (PPI) ein. 12 von 100 Menschen, die mit großer Wahrscheinlichkeit an einem Folsäuremangel leiden.[24]

STECKBRIEF

Folsäure

- **Mangel:** Häufig.
- **Untersuchung:** Möglich beim Hausarzt, einer Heilpraktikerin oder direkt in einem Labor.
- **Idealer Blutwert:** 15–25 µg/l bzw. 34,0–56,6 nmol/l.
- **Ungefähre Kosten der Blutuntersuchung:** Ca. 15 bis 20 EUR.
- **Notwendigkeit einer Blutuntersuchung:** Sehr empfehlenswert.
- **Folsäurehaltige Lebensmittel**: Grünes Gemüse wie Spinat, Brokkoli und Rosenkohl, Zitronen, Erbsen, Tomaten, Eier, Pilze, Bohnen und Linsen.
- **Erhöhter Folsäurebedarf:** Frauen mit Kinderwunsch, Schwangere und Stillende, Säuglinge, ältere Menschen, Patienten mit chronischen Darmentzündungen.
- **Mögliche Symptome bei einem Mangel:** Fatigue, graue Haare, Entzündungen im Mund (Aphten), geschwollene Zunge, muskuläre Schwäche, Kribbeln oder Taubheitsgefühl in Armen und Beinen, Kopfschmerzen.
- **Folsäure als Nahrungsergänzungsmittel:** Folsäure wird am besten in Form eines Vitamin-B-Komplex-Präparates eingenommen, da auch andere B-Vit-

amine für die Energieherstellung wichtig sind und weil die B-Vitamine eng zusammenarbeiten. Das Präparat sollte zwischen 300 und 400 µg Folat enthalten. Bei einem Vitamin-B_{12}-Mangel sollte Folsäure immer nur zusammen mit Vitamin B_{12} eingenommen werden. Wird nur Folsäure substituiert und fehlt Vitamin B_{12}, kann Folsäure Nervenschädigungen hervorrufen. Wird sie zusammen mit B_{12} eingenommen, schützt sie hingegen Nervenzellen.

- **Wechselwirkungen mit Medikamenten:** Folsäure kann die Wirkung einiger Krebsmedikamente erhöhen und andere erniedrigen. Das B-Vitamin verstärkt zudem die Wirkung einiger Antidepressiva. Durch die Einnahme der Antibabypille oder von Antiepileptika erhöht sich der Folsäurebedarf.[25]
- **Überdosierung:** Selbst die tägliche Dosis von 5 bis 15 mg über einen kurzen Zeitraum wird als sicher betrachtet. In einer Studie wurde ein erhöhtes Krebsrisiko festgestellt, wenn über einen sehr langen Zeitraum mehr als 500 µg Folat pro Tag eingenommen werden.[26]

Vitamin B_{12}

Wie Folsäure ist Vitamin B_{12} an der Methioninsynthese beteiligt, das zu Carnitin umgebaut wird. Fehlt Vitamin B_{12}, entsteht nicht nur weniger Carnitin, sondern auch mehr Homocystein, der Gefahrstoff, der zu chronischen Entzündungen führt und somit ein Energieräuber ist.

Laut des *Deutschen Ärzteblatts* leiden etwa fünf bis zehn Prozent der Erwachsenen an einem Vitamin-B_{12}-Mangel, bei den über 60-Jährigen sind 10 bis 30 Prozent betroffen.[27] Aus meiner jahrzehntelangen Praxiserfahrung weiß ich, dass diese Zahlen eine sehr konservative Betrachtung sind. Über 25 Jahre habe ich täglich den Vitamin-B_{12}-Spiegel bei meinen Patienten gemessen. Oft lagen die Werte erschreckend niedrig.

Allerdings sollte der Vitamin-B_{12}-Wert immer zusammen mit dem Homocysteinspiegel interpretiert werden. Bei etlichen meiner Patienten reduzierte sich das Homocystein erst, als sie einen Vitamin-B_{12}-Spiegel von 1000 bis 2000 pg/ml aufwiesen. Das Absinken des Homocysteins zeigt, dass dem Organismus endlich ausreichend Vitamin B_{12} zur Verfügung steht. Bei einigen Menschen sinkt der Homocysteinspiegel allerdings früher ab als bei anderen. Daher schaue ich mir diese beiden Werte immer gemeinsam an.

In der Schulmedizin werden hingegen Werte zwischen 190 und 950 pg/ml als gesund angesehen. In einigen Fällen sind sie das auch, aber in vielen anderen eben nicht! Da brauchen Menschen mehr. Meiner Erfahrung nach leiden mehr als 30 Prozent der Erwachsenen an einem Vitamin-B_{12}-Mangel. Nicht nur Ältere, sondern auch Jüngere. Senioren sind generell jedoch stärker betroffen, da die Aufnahme des Vitamins aus dem Darm mit dem Alter nachlässt. Bei Jüngeren führt der Veganhype zu Vitamin-B_{12}-Mängeln, da der wichtige Stoff vor allem in tierischen Produkten enthalten ist.

Vitamin B_{12} entsteht in kleinen Mengen im Darm. Einige Darmbakterien können das wichtige Vitamin synthetisieren. Die dort hergestellten Mengen reichen aber bei Weitem nicht für eine gesunde Versorgung aus. Vor allem, weil viele Darmbakterien selbst Vitamin B_{12} direkt wieder aufnehmen und verwerten. Bakterien stehen sogar in Konkurrenz zu den Körperzellen. Sie bedienen sich an dem Vitamin B_{12}, das über die Nahrung aufgenommen wird. Nur einen Teil lassen sie durch die Darmwand in den Organismus passieren.[28]

Vitamin B_{12} ist vor allem in tierischen Produkten enthalten. In pflanzlichen Lebensmitteln kommt das Vitamin kaum vor. Daher leiden Vegetarier und Veganer häufiger an einem Mangel, wenn sie das Vitamin nicht zusätzlich einnehmen. Patienten, die an einer chronischen Gastritis, an Morbus Crohn oder einer anderen chronischen Magen- oder Darmentzündung leiden, können Vitamin B_{12} nicht richtig aufnehmen. Sie leiden meist ebenfalls an einem Mangel.

Vitamin B_{12} liegt in Fleisch, Fisch, Innereien, Eiern oder Geflügel in gebundener Form vor. Es kann sich nur bei einem niedrigen pH-Wert aus diesen Verbindungen lösen. Niedriger pH-Wert heißt sauer. Normalerweise sorgt die Magensäure für dieses saure Milieu. Infektionen mit *Helicobacter pylori* verändern den pH-Wert in den Verdauungsorganen, wodurch weniger Vitamin B_{12} aus der Nahrung gelöst und aufgenommen werden kann. Fast 50 Prozent der Weltbevölkerung sind mit dem Bakterium infiziert. Befinden sich nur wenige dieser Bakterien im Darm, ist das kein Problem, steigt ihre Anzahl jedoch, schadet das der Gesundheit.

Helicobacter pylori vermehren sich besonders stark, wenn die Ernährung zu viele leere Kohlenhydrate enthält und das Immunsystem schwächelt. Gründe für ein schwaches Immunsystem sind meist psychischer und oxidativer Stress sowie Nährstoff- und Bewegungsmangel.[29] Der Verzicht auf Kohlenhydrate hält die Bakterien besonders gut in Schach. Das Streichen von Brot, Nudeln, Müsli, Kuchen und Co. führt somit zu einer besseren Aufnahmekapazität von Vitamin B_{12} im Darm.

Magensäureblocker oder auch Protonenpumpenhemmer reduzieren ebenfalls den pH-Wert. Weniger Vitamin B_{12} kann aus der Nahrung gelöst und aufgenommen werden. Laut dem BARMER Arzneimittelreport 2019 nehmen 16 Prozent ihrer Versicherten Medikamente dieser Art ein. Diese Zahlen liegen noch höher als die Schätzungen des Gastroenterologen Joachim Mössner vom Universitätsklinikum Leipzig. Experten der BARMER Versicherung halten jede zweite Einnahme für medizinisch unbegründet.[30] Dramatisch, denn die Einnahme der Medikamente reduziert nachweislich die Versorgung mit Vitamin B_{12}.

Vitamin B_{12} wird im Organismus gespeichert. Leider kann man nicht messen, wie voll die Speicher sind. Bei einer zu geringen Vitamin-B_{12}-Zufuhr leeren sich die Speicher nach und nach. Der Blutspiegel verbleibt auf einem ähnlichen Niveau, trotzdem besteht bereits ein Mangel. Erst wenn die Speicher leer gefegt sind, sinkt der Blutwert. Das ist ein Problem, denn dadurch werden Mängel Jahre zu spät erkannt. Daher bevorzuge ich generell Vitamin-B_{12}-Spiegel im oberen Bereich. Bei einem gesunden Homocysteinspiegel liegt ein guter Vitamin-B_{12}-Spiegel bei ca. 1000 pg/ml. Bei diesen Werten kann man davon ausgehen, dass die Vitamin-B_{12}-Speicher gefüllt sind.

STECKBRIEF

Vitamin B_{12}

- **Mangel:** Häufig.
- **Untersuchung:** Möglich bei einer Hausärztin, einem Heilpraktiker oder direkt in einem Labor.
- **Idealer Blutwert:** 700–2000 pg/ml bzw. 520,0–1475,6 pmol/l.
  Ein Vitamin-B_{12}-Mangel lässt sich meist nur feststellen, wenn gleichzeitig Homocystein untersucht wird. Liegt der Homocysteinwert unter 10,0 µmol/l bzw. unter 1,35 mg/l, besser noch unter 5,0 µmol/l bzw. 0,68 mg/l, ist der Organismus ausreichend mit Vitamin B_{12} versorgt.
- **Ungefähre Kosten der Blutuntersuchung:** Ca. 15 bis 20 EUR.
- **Notwendigkeit einer Blutuntersuchung:** Sehr empfehlenswert – bei einem starken Mangel und der Einnahme von Vitamin B_{12} in einer sehr hohen Dosis sollte die Blutuntersuchung nach drei bis sechs Monaten wiederholt werden.
- **Vitamin-B_{12}-reiche Lebensmittel:** Rinder- und Kalbsleber, Venus- und Miesmuscheln, Sardinen, Makrele, Rindfleisch, Forelle, Lachs, Milchprodukte, Eier. Wobei Joghurt und Quark nur ein Hundertstel der Menge enthalten, die in Rinder- und Kalbsleber vorkommt.
- **Erhöhter Vitamin-B_{12}-Bedarf:** Vegetarier und Veganer, ältere Menschen, Schwangere und Stillende, Patienten mit chronischen Darmentzündungen, Demenzkranke.
- **Mögliche Symptome bei einem Mangel:** Müdigkeit, Fatigue, Benommenheit, Gedächtnisprobleme, Kribbeln in Händen und Füßen, rote und schmerzende Zunge, muskuläre Schwäche, Sehstörungen, psychische Probleme, Depression, Aphten.
- **Vitamin B_{12} als Nahrungsergänzungsmittel:** Vitamin B_{12} wird am besten in Form eines Vitamin-B-Komplex-Präparates eingenommen, da auch andere B-Vitamine für die Energieherstellung wichtig sind und weil die B-Vitamine eng zusammenarbeiten. Das Präparat sollte ca. 200 µg Vitamin B_{12} enthalten. Bei einem starken Mangel können auch bis zu 1000 µg täglich eingenommen

werden. Bei chronischer Gastritis, Morbus Crohn oder bei anderen Magen- und Darmerkrankungen sollte Vitamin B_{12} gespritzt werden, das gilt auch während der Einnahme von Protonenpumpenhemmern.

- **Wechselwirkungen mit Medikamenten:** Antibabypille, Protonenpumpenhemmer und das Diabetesmedikament Metformin erhöhen den Vitamin-B_{12}-Bedarf. Die Wirkung trizyklischer Antidepressiva sowie selektiver Serotonin-Wiederaufnahmehemmer verbessert sich, wenn gleichzeitig B-Vitamine eingenommen werden.[31]
- **Überdosierung:** Über einen langen Zeitraum eingenommen, gelten Dosen von 200 bis 500 µg täglich als sicher. Bei starken Mängeln sind auch höhere Dosierungen sicher. Da Vitamin B_{12} nicht toxisch wirkt, gibt es keine festgelegte Höchstmenge zur täglichen Einnahme.[32]

Aminosäuren

Enzyme und Proteine steuern die Energieherstellung. Zu Millionen befinden sie sich in der Zellflüssigkeit und in den Mitochondrien. Die inneren Membranen der Mitochondrien, an denen der letzte Abschnitt der Energieherstellung stattfindet, bestehen sogar zu 80 Prozent aus Proteinen!

Alle Enzyme und Proteine werden aus 21 verschiedenen Aminosäuren gebaut. Acht von ihnen sind essenziell, sie müssen über proteinreiche Nahrungsmittel aufgenommen werden. Die verbleibenden kann der Organismus selbst herstellen, sie sind nicht essenziell. Einige davon baut er aber nicht in ausreichender Menge, sie müssen zusätzlich gegessen werden. Sie heißen semiessenziell. Zu ihnen zählen vor allem Arginin und Histidin. Für Schwangere und Kinder gelten auch die Aminosäuren Cystein und Tyrosin als semiessenziell.

Echten Proteinmangel erleiden offiziell nur Menschen in Hungergebieten. Das ist natürlich eine Frage der Definition. Ab wann herrscht ein echter Mangel? Erst bei Wasserbauch und dünnen Armen und Beinen? Oder wenn bereits einzelne Aminosäuren fehlen? Aminosäuren sind die wichtigsten Moleküle des Organismus. Nicht nur Enzyme,

Proteine und einige Transporter sind aus ihnen aufgebaut, auch Muskulatur, Sehnen, Bänder und Knochen bestehen zum Großteil aus Proteinen. Botenstoffe und Antikörper des Immunsystems sind ebenfalls aus Aminosäuren aufgebaut.

Ich war einer der Ersten in Deutschland, der alle essenziellen Aminosäuren bei seinen Patienten untersuchte. Die Ergebnisse waren oft erschreckend, viel zu tiefe Werte. Besonders häufig fehlt es an der semiessenziellen Aminosäure Arginin. Das wundert mich nicht, denn unter gewissen Umständen wird sie essenziell. Dazu zählen psychischer Stress, Infektionskrankheiten, chronische Darmentzündungen und regelmäßiger Sport. Mangelt es an Arginin, erhöht sich das Risiko chronischer Erkrankungen.[33]

Oft wird die Aufnahme von 0,8 bis 1,5 Gramm Protein pro Kilogramm Körpergewicht empfohlen. Der Verzehr von mindestens 1,2 Gramm Protein pro Tag pro Kilogramm Körpergewicht wird Sportlern geraten. Eine 80-Kilo-Person, die regelmäßig laufen geht, sollte somit 96 Gramm Eiweiß pro Tag essen. Dazu muss sie beispielsweise drei Eier, 200 Gramm Rindersteak, 100 Gramm Quark und 50 Gramm Mandeln verzehren. Jeden Tag! Auch Schwangere sollten mindestens 1,2 Gramm Protein pro Tag pro Kilogramm Körpergewicht aufnehmen. Der Fötus isst mit. Ebenso gilt diese Menge für ältere Menschen, da die Aufnahme von Proteinen aus dem Darm im Alter nachlässt. Damit die gleiche Menge im Blutkreislauf ankommt, müssen Senioren mehr essen.

Besonders Vegetarier und Veganer weisen häufig große Lücken bei den essenziellen Aminosäuren auf. Kein Wunder, denn tierische Produkte enthalten besonders viele Proteine. Sie enthalten vor allem alle essenziellen Aminosäuren. Soja, Seitan, Kichererbsen, Linsen und grüne Erbsen sind zwar auch reich an Proteinen, einige der essenziellen Aminosäuren sind aber nicht in ausreichenden Mengen enthalten.

Vor einer überhöhten Proteinaufnahme braucht man keine Angst zu haben – vorausgesetzt, die Nieren sind gesund. Die Aufnahme von bis zu zwei Gramm Protein pro Kilogramm Körpergewicht stellt für die meisten Menschen kein Problem dar. Sollte es doch etwas zu viel sein, wird überschüssiges Protein in Fette umgebaut und an Bauch oder

Hüften eingelagert sowie teilweise über den Urin ausgeschieden. Das zusätzliche Fett ist natürlich ärgerlich, aber in geringen Mengen stellt es kein akutes gesundheitliches Problem dar.

STECKBRIEF

Aminosäuren

- **Mangel:** Chronisch Kranke haben häufig einen Mangel, Gesunde weisen teilweise Mängel vereinzelter essenzieller Aminosäuren auf.
- **Untersuchung:** In darauf spezialisierten Laboren.
- **Ideale Blutwerte:**
  Arginin: 110,00–180,00 µmol/l bzw. 19,2–31,4 mg/l
  Leucin: 110,00–217,00 µmol/l bzw. 14,4–28,5 mg/l
  Isoleucin: 58,00–117,00 µmol/l bzw. 7,6–15,4 mg/l
  Valin: 206,00–317,00 µmol/l bzw. 24,1–37,1 mg/l
  Methionin: 25,00–40,00 µmol/l bzw. 3,7–6,0 mg/l
  Lysin: 139,00–240,00 µmol/l bzw. 20,3–35,1 mg/l
  Phenylalanin: 51,00–109,00 µmol/l bzw. 8,4–18,0 mg/l
  Tryptophan: 36,00–125,00 µmol/l bzw. 7,4–25,5 mg/l
  Threonin: 118,00–210,00 µmol/l bzw. 14,1–25,0 mg/l
- **Ungefähre Kosten der Blutuntersuchung (umfasst alle essenziellen Aminosäuren):** 35 bis 45 EUR.
- **Notwendigkeit einer Blutuntersuchung:** Empfehlenswert bei chronischen Erkrankungen, bei psychischen Problemen sowie häufigen Infekten. Interessant ist die Untersuchung für Sportler, um die Leistungsfähigkeit gezielt durch die Einnahme von Aminosäuren zu verbessern.
- **Proteinreiche Lebensmittel:** Fleisch, Fisch, Geflügel, Eier, Hülsenfrüchte, Nüsse, Kerne und Samen, Soja, Seitan (Achtung, Seitan enthält große Mengen Gluten), Milchprodukte – besonders reichhaltig ist Quark.
- **Erhöhter Proteinbedarf:** Vegetarier und Veganer, ältere Menschen, Schwangere und Stillende, chronisch Kranke, Sportler.

- **Mögliche Symptome bei einem Mangel:** Müdigkeit, Schlafstörungen, Leistungsschwäche, trockene Haut und Haare, brüchige Fingernägel, erhöhte Infektanfälligkeit, Heißhungerattacken, Muskelschwund und vermehrte Knochenbrüche – davon sind vor allem ältere Menschen betroffen.
- **Proteine als Nahrungsergänzungsmittel:** Zur Unterstützung einer guten Proteinversorgung bietet sich das Trinken von ein bis zwei qualitativ hochwertigen Proteinshakes pro Tag an. Diese erkennt man an der biologischen Wertigkeit bzw. dem Chemical Score. Sehr gute Produkte haben einen Score von über 150. Außerdem sollte sich auf dem Produkt eine Liste mit Mengenangaben der unterschiedlichen Aminosäuren befinden.
  Alternativ zu Proteinshakes können einzelne Aminosäuren in Reinform eingenommen werden. Sie werden auch als kristalline Aminosäuren bezeichnet. Ihr Verzehr bietet sich an, wenn es nur an einzelnen Aminosäuren mangelt.
  Kristalline Aminosäuren müssen im Darm nicht weiter zerkleinert werden und gelangen somit besonders einfach vom Darm in den Organismus. Bei chronischen Darmproblemen bietet sich daher die Aufnahme von Aminosäuren in dieser Form an.
- **Wechselwirkungen mit Medikamenten:** Arginin senkt den Blutdruck, bei gleichzeitiger Einnahme von blutdrucksenkenden Medikamenten sollte die Dosierung angepasst werden.
  Tryptophan darf nicht zusammen mit Antidepressiva in Form von Serotonin-Wiederaufnahmehemmern (SSRI) oder Monoaminooxidase-Hemmern (kurz MAO-Hemmer oder MAOI) eingenommen werden.
  Während der Anwendung des Antibiotikums Linezolid sollte ebenfalls auf die Einnahme von Tryptophan verzichtet werden.[34]
- **Überdosierung:** Proteine machen sehr satt. Wer auf seinen Körper hört, nimmt daher meist nicht zu viele Proteine auf. Sollte es trotzdem zu einer zu hohen Proteinzufuhr kommen, werden die Proteine in Fette verstoffwechselt und im Fettgewebe eingelagert. Außerdem werden Abbauprodukte aus dem Proteinstoffwechsel über den Urin ausgeschieden. Etwas vorsichtig müssen Menschen mit Nierenerkrankungen sein. Ihre Nieren sind eventuell mit der Ausscheidung der Abbauprodukte überfordert.

Eisen

Eisen ist einer der zentralen Mineralstoffe für die Energieherstellung. Mangelt es an dem wichtigen Stoff, entsteht weniger ATP, der zentrale Energieträger.[35] Aber nicht nur das, bei einem der letzten Schritte der Energieherstellung reagiert Sauerstoff mit Wasserstoff.

Für diese Reaktion muss Sauerstoff aus den Lungen zu den Zellen gelangen. Dafür sind spezielle Transportproteine zuständig, sie heißen Hämoglobin. Jeder Hämoglobintransporter enthält einen positiv geladenen Eisenpartikel. In den kleinsten Verästelungen der Lunge passiert es dann, Sauerstoff kommt mit Hämoglobin in Kontakt. Daraufhin bindet Sauerstoff an den zentral gelegenen Eisenpartikeln und tritt seine Reise durch den Blutkreislauf zu den Zellen an.

Hämoglobin befindet sich in den roten Blutkörperchen, sie werden auch Erythrozyten genannt. In jedem einzelnen roten Blutkörperchen stecken ungefähr 270 Millionen Hämoglobintransporter.[36] Da jedes Molekül einen Eisenpartikel enthält, befinden sich ca. 270 Millionen Eisenpartikel in jedem einzelnen Erythrozyten. Die Anzahl der Erythrozyten in einem menschlichen Organismus wird auf 20 bis 30 Billionen geschätzt. 30 Billionen Zellen, die jeweils 270 Millionen Eisenpartikel enthalten![37]

Die Eisenpartikel sind für die Rotfärbung des Bluts verantwortlich. Pures Eisen ist nicht rot, sondern stahlgrau. Verrostetes Eisen verfärbt sich rötlich. Rost ist nichts anderes als Eisen, das mit Sauerstoff reagierte. Etwas Ähnliches passiert im Hämoglobin. Die Eisenpartikel reagieren mit Sauerstoff und verfärben sich rötlich.

Wie viel Sauerstoff zu den Zellen transportiert wird, hängt unter anderem von der Hämoglobinkonzentration im Blut ab. Diese ist wiederum von der Eisenversorgung abhängig. Je mehr Hämoglobin, umso mehr Sauerstoff gelangt in die Zellen. Je mehr Sauerstoff in den Zellen, umso mehr Elektronen können aufgenommen werden, umso besser funktioniert die Energieherstellung.

Eisen ist somit einer der zentralen Mineralstoffe der Energieherstellung. Es transportiert den für die entscheidenden Reaktionen benötigten Sauerstoff in die Zellen und ist an sechs verschiedenen Reaktionen der Energieherstellung beteiligt. Fehlt Eisen, fehlt Energie für alles: für das Immunsystem, fürs Denken, für den Sport. Fehlt Energie, geht auch die Stimmung in den Keller. Eisen ist einer der wichtigsten Mineralstoffe für ein gesundes und glückliches Leben. Tragischerweise habe ich bei meinen Patienten fast immer zu niedrige Werte gemessen.

Eisenmangel ist weltweit der häufigste Nährstoffmangel. Ungefähr 25 Prozent der Weltbevölkerung sind betroffen. Ca. 800 000 Menschen sterben jährlich aufgrund des Mangels. Laut einer Studie zur Eisenversorgung in Europa fehlt zwischen 7 und 14 Prozent der Bevölkerung hierzulande Eisen. Die Werte lagen in Spanien und Deutschland höher als in anderen Ländern. Betroffen sind vor allem Frauen und ältere Menschen, aber auch Vegetarier, Veganer und Personen mit chronischen Darmkrankheiten.[38]

Aufgrund meiner Praxiserfahrung gehe ich davon aus, dass noch weitaus mehr Menschen von einem Mangel betroffen sind. Grund sind wieder die festgelegten Referenzwerte. Als normal gelten Werte zwischen 9 und 145 µg/l für Frauen, die zwischen 19 und 50 Jahre alt sind. Für Männer der gleichen Altersgruppe werden Spiegel zwischen 9 und 437 µg/l als normal bezeichnet.

Diese Referenzwerte sagen nichts darüber aus, ob sie für die Gesundheit ideal sind. Leiden fast alle an einem Eisenmangel, werden durchweg niedrige Werte gemessen. Dann ist auch der Referenzwert niedrig. Das ist nicht einmal allen Ärzten klar. Einige Wissenschaftler fordern hingegen mindestens 70 µg/l Ferritin (Speichereisen) für Männer wie für Frauen. Sie sind der Meinung, dass nur Werte oberhalb dieser Schwelle für ein gesundes Leben ausreichen.[39]

Eisenmangel hat viele Gründe, von unzureichender Aufnahme über die Nahrung, über die regelmäßige Einnahme von Aspirin bis hin zu Problemen, Eisen aus der Nahrung aufzunehmen.

Eisen ist vor allem in Fleisch, Fisch und Geflügel enthalten, Innereien sind besonders eisenhaltig. Eisen aus tierischen Lebensmitteln, sogenanntes Häm-Eisen, kann vom Körper dreimal besser aufgenommen werden als Eisen aus pflanzlichen Quellen, dem Nicht-Häm-Eisen.

Daher sind Angaben zum Eisengehalt von tierischen und pflanzlichen Lebensmitteln nicht miteinander vergleichbar. Aufgrund der geringeren Konzentration und der noch dazu schlechteren Aufnahme von Eisen aus pflanzlichen Lebensmitteln leiden besonders häufig Vegetarier und Veganer an einem Eisenmangel.

Regelmäßiger Blutverlust führt bei vielen Menschen zu einem Eisenmangel. Davon betroffen sind vor allem Frauen mit starken monatlichen Blutungen. Blutungen treten aber auch bei Magengeschwüren und Dickdarmpolypen auf. Magengeschwüre zählen zu den häufigsten Magen-Darm-Erkrankungen. Ungefähr 30 Prozent der Betroffenen sind beschwerdefrei und wissen daher überhaupt nichts von ihrem Geschwür. Innerlich blutet es trotzdem und damit sinkt der Eisenspiegel. Die regelmäßige Einnahme von Aspirin kann ebenfalls zu Magenblutungen führen, auch das spüren viele nicht.

Verschiedene chronische Erkrankungen des Magen-Darm-Trakts wie Zöliakie, chronische Bauchspeicheldrüsenentzündung, Morbus Crohn oder Glutensensitivität vermindern die Absorption des Eisens aus der Nahrung. Zu der ursprünglichen Erkrankung stellt sich meist ein Eisenmangel ein.[40]

Schwangere, die keine Eisenpräparate einnehmen, erleiden meistens einen Mangel. Der Fötus nimmt sich, was er braucht, und fegt schnell die Eisenspeicher leer. Babys, die zu früh auf die Welt kommen oder ein zu geringes Geburtsgewicht haben, benötigen ebenfalls Extraeisen. Die Muttermilch von Stillenden, die an einem Eisenmangel leiden, enthält den wichtigen Mineralstoff nicht in ausreichender Menge. Kann der Eisenmangel nicht schnell ausgeglichen werden, sollte den Babys auf jeden Fall zusätzlich Eisen gegeben werden. Während der Wachstumsphasen benötigen Kinder und Jugendliche besonders viel Eisen. Die regelmäßige Untersuchung ihrer Eisenwerte ist daher wichtig. Übrigens, Kinder, die an ADHS leiden, weisen häufig einen Eisenmangel auf.

STECKBRIEF

Eisen

- **Mangel:** Sehr häufig.
- **Untersuchung:** Möglich beim Hausarzt, einer Heilpraktikerin oder direkt in einem Labor.
- Es können verschiedene Eisenwerte untersucht werden. Die Blutkonzentration von Eisen ist wenig aussagekräftig, da sie während eines Tages stark schwankt. Empfehlenswert ist die Untersuchung von Ferritin, dem Speichereisen.
- **Idealer Blutwert:**
  - Frauen: 0,14 bis 0,36 nmol/l bzw. 60 bis 160 µg/l
  - Männer: 0,29 bis 0,90 nmol/l bzw. 130 bis 400 µg/l
- **Ungefähre Kosten der Blutuntersuchung:** Ca. 15 bis 20 EUR.
- **Notwendigkeit einer Blutuntersuchung:** Sehr empfehlenswert.
- **Eisenreiche Lebensmittel:** Leber und andere Innereien, rotes Fleisch, Fisch und Meeresfrüchte, Geflügel, Kürbiskerne, Leinsamen, Hülsenfrüchte, Eier, Pfifferlinge und Rote Beten enthalten viel Eisen, wobei Eisen aus pflanzlichen Quellen wesentlich schlechter aufgenommen werden kann als Eisen aus tierischen Quellen.
- **Erhöhter Eisenbedarf:** Schwangere und Stillende, Sportler, Frauen mit starken Menstruationsblutungen, ältere Menschen, Kinder und Jugendliche während Wachstumsphasen, Personen mit chronischen Darmentzündungen.
- **Symptome bei einem Mangel:** Müdigkeit, verminderte körperliche Leistungsfähigkeit, brüchige Haare und Haarausfall, rissige Mundwinkel, trockene Haut, Juckreiz, Schmerzen beim Schlucken, Schlafstörungen, Antriebslosigkeit, Blässe. Bei sehr starkem Eisenmangel kommt es zu Atemnot.
- **Eisen als Nahrungsergänzungsmittel:** In geringen Dosen (8 bis 10 mg pro Tag) können Sie Eisen ohne eine vorherige Blutuntersuchung einnehmen. Hoch dosiert (ca. 50 mg pro Tag) sollte Eisen nur bei einem diagnostizierten Mangel eingenommen werden. Wer Eisen hoch dosiert einnimmt, sollte

außerdem seine Blutwerte nach drei bis sechs Monaten kontrollieren lassen. Wird Eisen zusammen mit Vitamin C eingenommen, erhöht sich die Aufnahme des Mineralstoffs im Darm.
Milch und Kalzium reduzieren hingegen die Aufnahme.
Viele leiden unter Verdauungsproblemen, wenn sie herkömmliche Eisenpräparate einnehmen. Seit einigen Jahren gibt es Abhilfe in Form von Eisenbisglycinat. Es handelt sich um eine Verbindung aus Eisenpartikeln mit der Aminosäure L-Glycin. Diese Verbindung wird besser aufgenommen, Verdauungsprobleme bleiben aus.

- **Wechselwirkungen mit Medikamenten:** Eisenpräparate können die Wirkung von Antibiotika (Tetracyclin, Ciprofloxacin, Penicillin), Schilddrüsenmedikamenten sowie Medikamenten zur Behandlung von Parkinson herabsetzen. Magensäureblocker reduzieren die Eisenaufnahme.[41]
- **Überdosierung:** Die exzessive Einnahme von Eisen kann die Anzahl freier Radikale erhöhen und oxidativen Stress auslösen. Bei Patienten, die an Diabetes Typ 2 leiden, bindet Eisen nicht so gut an das Protein, das für seinen Transport im Blut zuständig ist (Transferrin). Dadurch kann die Konzentration von freien Eisenionen zu sehr ansteigen.[42] Zu viel Eisen lässt das Blut eindicken, das kann gefährlich werden.

Glutathion

Glutathion ist eines der wirkungsvollsten Antioxidantien. In den Mitochondrien entschärft es freie Radikale, die natürlicherweise bei der Energieherstellung entstehen. Bilden sich nur wenige freie Radikale, weil Fette zur Energieherstellung genutzt werden, und ist gleichzeitig viel Glutathion vorhanden, sind Mitochondrien gut geschützt. Das ist besonders wichtig für das Enzym, das für den zweiten Umbauschritt im Energiezyklus zuständig ist. Es reagiert sehr empfindlich, wenn zu viele freie Radikale vorhanden sind.

Glutathion ist ein Tripeptid. Das ist so etwas wie ein Miniprotein, wird aber offiziell nicht als Protein bezeichnet. Das Tripeptid bildet sich in jeder Körperzelle aus drei verschiedenen Aminosäuren. Es wird aber auch über die Nahrung aufgenommen. Bislang ist allerdings unklar, wie viel des über die Nahrung aufgenommenen Glutathions als Antioxidans im Organismus wirkt. Gekochter Spargel, Avocados, Brokkoli, Rinder- und Schweinefleisch enthalten viel Glutathion. Besonders reichhaltig ist schlachtfrische Leber vom Schwein oder Rind. In Fisch findet sich hingegen relativ wenig Glutathion. Milchprodukte, Kaffee und Tofu sind vollkommen glutathionfrei.

Im menschlichen Organismus bildet sich das wirkungsvolle Antioxidans aus den Aminosäuren Cystein, Glycin und Glutaminsäure. Damit aus den drei Aminosäuren Glutathion entsteht, müssen spezielle Enzyme vorhanden sein. Außerdem brauchen sie Energie in Form von ATP, um Glutathion herzustellen. Hier beißt sich die Katze in den Schwanz. Wenn viel Energie entsteht, kann sich mehr Glutathion bilden. Ist viel Glutathion vorhanden, ist der oxidative Stress niedrig und die Energieherstellung steigt. Das ist die positive Rückkopplung. Genauso gibt es aber auch die negative. Entsteht wenig Energie, bildet sich weniger Glutathion. Der oxidative Stress nimmt zu, es entsteht noch weniger Energie und daraufhin noch weniger Glutathion.

Für die Synthese von Glutathion wird Magnesium benötigt. Es ist der Cofaktor des Enzyms, welches das wichtige Antioxidans herstellt. Ein Magnesiummangel kann daher zu einem Glutathionmangel führen.

Vitamin D wirkt als Katalysator während der Herstellung von Glutathion. Ist genügend Vitamin D vorhanden, entsteht mehr Glutathion aus der gleichen Menge Cystein, Glycin und Glutaminsäure. Leider leidet der Großteil der europäischen Bevölkerung an einem Vitamin-D-Mangel.

Vitamin D wird über die Nahrung aufgenommen, bildet sich aber auch in der Haut von allein, wenn sie Sonnenlicht ausgesetzt ist. Viele glauben daher, sie würden nur im Winter einen zu niedrigen Vitamin-D-Spiegel haben. Stimmt nicht. In meiner Praxis habe ich durchweg auch im Sommer viel zu niedrige Werte gemessen. Die meisten Menschen sind heute nun einmal keine Kleinbauern mehr, die von morgens bis abends draußen arbeiten. Viele sitzen heute acht Stunden oder länger in Büros, stehen in Werkhallen oder in Seminarräumen. Das gilt ebenso für Kinder, die auch im Sommer entweder im Klassenzimmer oder im abgedunkelten Kinderzimmer vor dem Computer sitzen.

Der limitierende Faktor für die Glutathionsynthese ist meist die Aminosäure Cystein. Die nicht essenzielle Aminosäure ist Bestandteil vieler Proteine und wird daher mit dem Verzehr von Fleisch, Fisch, Geflügel, Eiern oder auch Hülsenfrüchten aufgenommen. Cystein ist natürlich auch in Proteinpulvern enthalten. Cystein entsteht außerdem aus der Aminosäure Methionin, aber nur wenn der Körper mit ausreichend Vitamin B_6 versorgt ist. Außerdem müssen Vitamin B_{12} und Folsäure in einer gesunden Konzentration vorliegen, damit sich aus Homocystein Methionin bilden kann. Manchen mangelt es tatsächlich an Cystein, für sie ist die Aminosäure essenziell. In diesen Fällen kann die Einnahme des Nahrungsergänzungsmittels N-Acetyl-L-Cystein hilfreich sein. Cystein allein ist sehr instabil, N-Acetyl wirkt stabilisierend. Die Einnahme von N-Acetyl-L-Cystein kurbelt gezielt die Glutathionsynthese an.

Glutathion enthält Selen, nur zusammen mit diesem Mineralstoff kann es seine antioxidative Wirkung entfalten. Die Selenkonzentration im Blut beeinflusst die Glutathionsynthese. Ist mehr Selen vorhanden, bildet sich mehr Glutathion.[43] Europa zählt zu den Selenmangelgebieten, der Selengehalt in den Böden ist sehr niedrig. Wenn schon zu wenig im Boden ist, mangelt es auch im Gemüse. Wenn Nutztiere Gras mit nur wenig Selen fressen, dann liegt der Selengehalt im Fleisch ebenfalls niedrig. In Europa sind daher Selenmängel sehr weit verbreitet.[44]

Die körpereigene Glutathionherstellung wird außerdem durch Fruktose reduziert. Fruktose ist nicht nur in Obst enthalten, sondern wird in Form von Fruktose-Glukose-Sirup auch Softdrinks, Süßigkeiten und Fertiggerichten oder -soßen zugesetzt. Wer täglich gesüßte Fruchtjoghurts, Kekse, Bonbons, Gummibärchen oder viel importiertes Obst wie Ananas, Mangos oder Bananen isst, der bremst sich selbst aus. Dessen Glutathionsynthese nimmt ab,[45] was sich negativ auf die Energieherstellung auswirkt.

Glutathion ist einer der Stoffe, die für die körpereigene Entgiftung zuständig sind. Kommt man mit zu vielen Schwermetallen oder anderen Umweltgiften in Kontakt, wird Glutathion aktiv. Je höher die Belastung, umso mehr Glutathion wird für die Entgiftung benötigt und steht dann nicht mehr für den Schutz der Mitochondrien zur Verfügung. Einige Meeresfische und -früchte sind stark mit Schwermetallen belastet, Schwermetalle kommen aber auch in verschmutzter Luft vor. Neue Möbel und Teppichböden dünsten häufig Giftstoffe aus, sie sind aber auch in vielen Reinigungsmitteln und Textilien enthalten. Auch konventionell angebautes Gemüse und Obst ist oft stark belastet. Allen Umweltgiften kann man nicht entkommen, aber mit guten Konsumentscheidungen kann man die Gifte reduzieren. Ökologische Reinigungsmittel anstelle von Chemiekeulen, Biogemüse anstelle von Industrieerdbeeren, nachhaltige Bekleidung anstelle von belasteter Markenjeans.

Glutathion ist nur einer von vielen Stoffen mit antioxidativer Wirkung. Vitamin E und C sowie Omega-3-Fettsäuren sind ebenfalls starke Antioxidantien. Bei einer guten Versorgung mit diesen Nährstoffen teilen sie sich mit Glutathion die Aufgaben. Insgesamt nimmt oxidativer Stress ab. Je weniger freie Radikale in den Mitochondrien bekämpft werden müssen, umso besser funktioniert die Energieherstellung.

STECKBRIEF

Selen

Für die Synthese von Glutathion benötigt der Organismus die essenziellen Stoffe Methionin, Magnesium, Vitamin D und Selen. Auf die ersten drei Stoffe wird an anderer Stelle eingegangen. Alle Informationen zu Selen befinden sich hier.

- **Mangel:** Sehr häufig.
- **Untersuchung:** Möglich bei einer Hausärztin, einem Heilpraktiker oder direkt in einem Labor.
- **Idealer Blutwert:** 150–200 µg/l.
- **Ungefähre Kosten der Blutuntersuchung:** Ca. 30 EUR.

- **Notwendigkeit einer Blutuntersuchung:** Sehr empfehlenswert.
- **Selenreiche Lebensmittel:** Paranüsse, Fisch, Geflügel, Fleisch, Tofu, Pilze.
- **Erhöhter Selenbedarf:** Da der Selenbedarf über die Ernährung in Europa nicht zu decken ist, sollte es jeder als Nahrungsergänzungsmittel einnehmen.
- **Symptome bei einem Mangel:** Infektanfälligkeit, brüchige Fingernägel, sprödes Haar, muskuläre Schwäche, Fatigue, Konzentrationsstörungen, Infertilität. Außerdem ist das Risiko erhöht, an Krebs zu erkranken.
- **Selen als Nahrungsergänzungsmittel:** Die tägliche Dosis sollte zwischen 100 und 200 µg liegen. Da auch zu hohe Selenkonzentrationen ungesund sind, sollte Selen halbjährlich im Blut untersucht werden.
- **Wechselwirkungen mit Medikamenten:** Die Einnahme der Antibabypille erhöht den Selenbedarf, außerdem können Statine den Selenhaushalt stören. Selen verbessert die Wirkung einiger Krebsmedikamente und fördert die Schilddrüsengesundheit, sodass einige Schilddrüsenmedikamente in niedriger Dosis eingenommen werden können.[46]
- **Überdosierung:** Dosen von 300 µg pro Tag können bei einigen Personen die Produktion der Schilddrüsenhormone stören.[47]

Schwefel

Nach Kalzium und Phosphor ist Schwefel der dritthäufigste Mineralstoff im menschlichen Organismus. Proteine sind die wichtigsten Schwefellieferanten.

Als Proteine werden Aneinanderreihungen von mindestens 100 Aminosäuren bezeichnet. Aber nicht von 100 verschiedenen, viele Aminosäuren kommen zigmal in einem Protein vor. Die meisten Proteine sind aus 21 verschiedenen Aminosäuren aufgebaut. Von diesen 21 gängigen Aminosäuren sind aber nur zwei schwefelhaltig. Das sind Methionin und Cystein. Methionin zählt zu den essenziellen Aminosäuren, es muss über die Nahrung aufgenommen werden, obwohl ein Teil des Methionins auch ständig recycelt wird. Aus Methionin entsteht Homocystein und wieder Methionin. Vorausgesetzt, der Körper ist mit ausreichend Vitamin B_{12} und Folsäure versorgt. Ich wiederhole mich hier bewusst, weil es so wichtig ist. Cystein entsteht ebenfalls aus Homocystein, aber nur wenn sich der Vitamin-B_6-Spiegel auf einem gesunden Niveau befindet.

Im Körper werden weder Methionin noch Cystein gespeichert. Eine indirekte Form der Schwefelspeicherung gibt es allerdings: Glutathion, das wichtige Antioxidans. Da Glutathion aus Cystein entsteht, bildet sich bei einer guten Cysteinversorgung viel Glutathion – wenn denn auch ausreichend Magnesium vorhanden ist, das für die Glutathionsynthese benötigt wird. Viel Glutathion heißt viele Antioxidantien, das ist gesund. Außerdem ist der Schwefel gespeichert. Wird Schwefel für andere Vorgänge benötigt, wird Glutathion abgebaut, Schwefel wird wieder frei. Das heißt aber auch, dass dem Organismus weniger Antioxidantien zur Verfügung stehen. Damit nicht zu viel Glutathion verschwindet, weil an anderen Stellen im Organismus Schwefel benötigt wird, sollte ausreichend Methionin und Cystein über die Nahrung aufgenommen werden. Fleisch, Fisch, Geflügel, Eier und einige Milchprodukte enthalten besonders viel Methionin und Cystein. Samen und Nüsse sind ein mittelmäßiger Lieferant und fast nichts von den wichtigen Aminosäuren ist in Getreide Obst und Gemüse enthalten.

Bei Methionin und Cystein handelt es sich um organische Schwefelverbindungen. Alle Aminosäuren sind organische Verbindungen, weil sie Kohlenstoff- und Wasserstoffatome enthalten. Schwefel kommt in einigen Lebensmitteln aber auch in anorganischer Form vor. In dieser Art ist er in Knoblauch, Zwiebeln, Senfkörnern, Brokkoli und weiteren Gemüsearten enthalten. Anorganischer Schwefel spielt bei der Versorgung des Organismus mit diesem zentralen Mineralstoff wahrscheinlich nur eine untergeordnete Rolle.

Nach derzeitigem Stand der Wissenschaft wird der Schwefelbedarf wahrscheinlich zum Großteil über die Aufnahme der Aminosäure Methionin gedeckt. Im Internet und in einigen Gesundheitsmagazinen liest man immer wieder, man brauche sich um die Versorgung mit Schwefel keine Gedanken zu machen. Ich habe in 25 Jahren, in denen ich täglich das Blut meiner Patienten unter die Lupe genommen habe, durchweg viel zu niedrige Methioninspiegel gemessen. Ich bezweifle, dass der Durchschnittsbürger ausreichend mit Schwefel versorgt ist.

So sehen es auch Wissenschaftler der University of Southern California in Los Angeles. Sie haben die tatsächliche Proteinaufnahme etlicher Menschen analysiert. Diese Werte haben sie dann mit den offiziellen Nährstoffempfehlungen verglichen und daraus Rückschlüsse zur Schwefelversorgung gezogen. Nicht sehr elegant, aber dennoch ... Die Wissenschaftler gehen nach dieser Analyse davon aus, dass Schwefelmängel verbreitet sind.

Schwefelhaltige Aminosäuren sind rar. Proteine enthalten nur drei bis sechs Prozent von ihnen. Reich an schwefelhaltigen Aminosäuren sind Eier, besonders das Eiweiß. Es enthält bis zu acht Prozent schwefelhaltige Aminosäuren. Vegetarier und Veganer nehmen meist weniger Proteine zu sich als Fleischesser. Bei ihnen ist ein Mangel an Schwefel wahrscheinlich. Besonders da Soja, das oft als pflanzliche Proteinquelle genutzt wird, sehr wenig Methionin und Cystein enthält. Auch viele ältere Menschen nehmen zu wenig Protein zu sich. Da die Proteinaufnahme im Darm im Alter nachlässt, müssen ältere Menschen mehr Proteine essen als jüngere. Doch viele tun genau das Gegenteil, sie haben nicht mehr so viel Appetit und essen insgesamt weniger, auch weniger Proteine, und eignen sich somit einen Schwefelmangel an.

Ein wahrscheinlich noch größeres Problem ist das Schmerzmittel Paracetamol. Es wird in der Leber unter Nutzung von Schwefel abgebaut. Jährlich werden in Deutschland ungefähr 31 Millionen Packungen Paracetamol verkauft.[48] Jede Pille klaut wichtigen Schwefel. Auch andere Medikamente führen zu einem erhöhten Schwefelbedarf.[49]

Schwefel wird normalerweise nicht im Blut analysiert, da der Mineralstoff zum Großteil in Proteinen gebunden in den Zellen vorkommt und daher ein Blutwert wenig aussagekräftig ist. Ich halte die Messung des Methionins als den besten Weg, um Rückschlüsse auf die Schwefelversorgung zu ziehen.

STECKBRIEF

Schwefel

- **Mangel:** Aufgrund fehlender Untersuchungen unbekannt. Einige Wissenschaftler gehen davon aus, dass ein Mangel verbreitet ist.
- **Untersuchung:** Die Bestimmung von elementarem Schwefel im Blut ist nicht üblich. Ein Schwefelmangel kann indirekt über die Messung der schwefelhaltigen Aminosäure Methionin festgestellt werden.
- **Idealer Blutwert (Methionin):** 25,00–40,00 µmol/l bzw. 3,7–6,0 mg/l.
- **Ungefähre Kosten der Blutuntersuchung:** Wird als Teil eines Aminosäureprofils oder Aminogramms untersucht, das ca. 35 bis 40 EUR kostet.
- **Notwendigkeit einer Blutuntersuchung:** Üblich im Zuge der Untersuchung der essenziellen Aminosäuren.
- **Schwefelreiche Lebensmittel:** Eier, Milchprodukte, Fleisch, Fisch, Geflügel, Nüsse.
- **Erhöhter Schwefelbedarf:** Chronisch Kranke, ältere Menschen, Vegetarier, Veganer.
- **Symptome bei einem Mangel:** Akne, brüchige Fingernägel, sprödes Haar, Krämpfe, Depressionen, Fatigue, rheumatische Arthritis, juckende Haut, langsame Wundheilung, Verdauungsprobleme, Gelenkschmerzen.
- **Schwefel als Nahrungsergänzungsmittel:** Um die Schwefelversorgung zu verbessern, kann die Aminosäure L-Methionin eingenommen werden. Auch Whey-Protein eignet sich, da es relativ viel Methionin und Cystein enthält. Schwefel kann auch in Form von Methylsulfonylmethan eingenommen werden, kurz MSM. Es handelt sich um eine organische Schwefelverbindung.
- **Wechselwirkungen mit Medikamenten:** Paracetamol und andere Medikamente erhöhen den Schwefelbedarf.
- **Überdosierung:** Eine Überdosierung ist nicht möglich. Überschüssiger Schwefel wird über den Urin ausgeschieden. Trotzdem sollte die Dosis von 6 g MSM pro Tag oder 1,5 g L-Methionin pro Tag nicht überschritten werden. Werden Mengen eingenommen, die ein Vielfaches der Empfehlungen übertreffen, kommt es zu Durchfall.[50]

Mangan

Manganmangel ist sehr selten und daher kaum untersucht. Ein Mangel kann jedoch durch die Einnahme von Eisen, Kupfer, Magnesium oder Zink in sehr hoher Dosis entstehen. Diese Mineralstoffe konkurrieren im Darm um die Aufnahme. Eisen, Kupfer, Magnesium und Zink gewinnen meist, Mangan gelangt dann nur noch in geringen Mengen in den Blutkreislauf. Auch ein hoher Zuckerkonsum oder der Verzehr von vielen Weißmehlprodukten kann zu einem Manganmangel führen.

Besonders manganhaltig sind Hülsenfrüchte und Nüsse, aber auch Blattgemüse und schwarzer wie grüner Tee. Oft mangelt es Vegetariern an Nährstoffen, bei Mangan sieht es aber genau andersherum aus. Fleischesser nehmen im Durchschnitt 1,6 bis 2,3 Milligramm Mangan pro Tag auf, viele Vegetarier allerdings bis zu 7,0 Milligramm pro Tag.

Eine Manganvergiftung kommt häufiger vor als ein Mangel. Allerdings entsteht sie nicht durch die Aufnahme von Mangan über die Ernährung oder durch Nahrungsergänzungsmittel, sondern durch das Einatmen von manganhaltigem Staub. Davon betroffen sind vor allem Schweißer, Minenarbeiter und Beschäftigte der metallverarbeitenden Industrie. Bei einer Manganvergiftung kommt es zu neurologischen Problemen, die parkinsonähnliche Symptome aufweisen.[51]

STECKBRIEF

Mangan

- **Mangel:** Selten.
- **Untersuchung:** Möglich beim Hausarzt, einer Heilpraktikerin oder direkt in einem Labor.
- **Idealer Blutwert:** 8,3–15,0 µg/l.
- **Ungefähre Kosten der Blutuntersuchung:** Ca. 20 bis 30 EUR.

- **Notwendigkeit einer Blutuntersuchung:** Nicht notwendig, für chronisch kranke Personen oder Patienten mit Fatigue eventuell sinnvoll.
- **Manganreiche Lebensmittel:** Meeresfrüchte, Haselnüsse, Hülsenfrüchte – besonders Kichererbsen –, schwarzer und grüner Tee.
- **Erhöhter Manganbedarf:** Nicht bekannt.
- **Symptome bei einem Mangel:** Schlechte Wundheilung, erhöhtes Auftreten von Knochenbrüchen.
- **Mangan als Nahrungsergänzungsmittel:** Einnahme zwischen 4 und 10 mg täglich.
- **Wechselwirkungen mit Medikamenten:** Keine bekannt.
- **Überdosierung:** Mangan oral eingenommen ist relativ sicher, allerdings sollte die empfohlene Höchstdosis von 10 mg pro Tag nicht überschritten werden. Gefährlich sind eingeatmete Manganstäube. Patienten mit chronischen Lebererkrankungen können Mangan nicht gut ausscheiden, sie sollten daher den Mineralstoff nicht supplementieren.

Riboflavin (Vitamin B_2)

Einer der beiden wichtigen Energietransporter ist FAD^+, er wird aus Riboflavin (Vitamin B_2) gebildet.

Fleisch, Fisch, Eier und einige Käsesorten wie Camembert, Bergkäse und Emmentaler enthalten viel Riboflavin. In der Leber von Rind, Schwein und Geflügel kommt das Vitamin in besonders hohen Konzentrationen vor. Riboflavin ist auch in vielen Gemüsesorten enthalten, wie Spargel und Artischocken. Außerdem kommt es in Pilzen, Hülsenfrüchten und Nüssen vor. Riboflavin ist lichtempfindlich und zudem wasserlöslich, daher kann es bei der Zubereitung oft zerstört werden.

Der Organismus kann Riboflavin nicht speichern, daher muss es ständig über die Nahrung aufgenommen werden. Ein klinisch relevanter Mangel ist selten. Neuere Studien zeigen jedoch, dass sehr viele Menschen nur eine suboptimale Versorgung aufweisen. Meistens fehlt es ihnen an weiteren B-Vitaminen. Grund ist eine kohlenhydratreiche

Ernährung mit nur wenig frisch zubereitetem Gemüse, hochwertigem Fleisch sowie Pilzen und Nüssen.

Eine suboptimale Versorgung mit dem Vitamin kann die Schilddrüsenfunktion einschränken. Das wirkt sich wiederum auf die Energieherstellung aus, sie nimmt ab. Auf das Zusammenspiel von Schilddrüsenhormonen und Energieherstellung werde ich später genauer eingehen.

Die B-Vitamine arbeiten eng zusammen. Vitamin B_2 ist am Stoffwechsel von Vitamin B_6, Niacin und Folsäure beteiligt. Daher kann ein Riboflavinmangel auch zu weiteren Mängeln an B-Vitaminen führen.

Trizyklische Antidepressiva und Medikamente, die den Wirkstoff Chlorpromazin enthalten, hemmen die Synthese von Riboflavin zu FAD^+. Der Mangel an FAD^+ führt zu einer verminderten Energieherstellung. Viele Patienten, die Medikamente dieser Art einnehmen, spüren das. Sie sind oft müde. Da die Energieherstellung reduziert ist, werden Kohlenhydrate vermehrt in Fettsäuren umgebaut und im Fettgewebe abgelagert.

STECKBRIEF

Riboflavin (Vitamin B_2)

- **Mangel:** Selten, suboptimale Versorgung verbreitet.
- **Untersuchung:** Möglich bei einer Hausärztin, einem Heilpraktiker oder direkt in einem Labor.
- **Idealer Blutwert:** 4–24 µg/dl bzw. 106–638 nmol/l. Messung der bioaktiven Form von Vitamin B_2: Der Wert sollte über 84,5 µg/dl liegen.
- **Ungefähre Kosten der Blutuntersuchung:** Ca. 35 bis 40 EUR.
- **Notwendigkeit einer Blutuntersuchung:** Normalerweise nicht notwendig, da normal dosierte Präparate auch ohne vorherige Untersuchung eingenommen werden können.
- **Riboflavinreiche Lebensmittel:** Fleisch, Fisch, Geflügel, Eier, Pilze, Hülsenfrüchte, einige Gemüsearten.

- **Erhöhter Riboflavinbedarf:** Sportler, körperlich hart arbeitende Personen, Patienten mit Schilddrüsenunterfunktion und Ältere.
- **Symptome bei einem Mangel:** Verminderte Anzahl roter Blutkörperchen (Erythrozyten), Anfälligkeit für Thrombosen, erhöhte Homocysteinwerte, Aphten im Mund, trockene oder rissige Lippen, trockene Haut, juckende oder tränende Augen, Lichtempfindlichkeit.
- **Riboflavin als Nahrungsergänzungsmittel:** Riboflavin wird am besten in Form eines Vitamin-B-Komplex-Präparates eingenommen, da auch andere B-Vitamine für die Energieherstellung wichtig sind und weil die B-Vitamine eng zusammenarbeiten. Das Präparat sollte zwischen 15 und 50 mg Riboflavin enthalten.
- **Wechselwirkungen mit Medikamenten:** Die Einnahme der Antibabypille erhöht den Bedarf an B-Vitaminen.[52]
- **Überdosierung:** Selbst bei der Einnahme von sehr hohen Dosen entwickelt Riboflavin keine giftigen Eigenschaften. Überschüssiges Riboflavin wird über den Urin ausgeschieden. Das Vitamin färbt den Urin in ein Grellgelb, die Verfärbung ist harmlos.[53]

Omega-3-Fettsäuren

Die inneren Membranen der Mitochondrien bestehen aus Fettsäuren und Proteinen. Ist der Anteil an Omega-3-Fettsäuren in Form von EPA (Eicosapentaensäure) und DHA (Docosahexaensäure) besonders hoch, funktionieren die Proteine, die an der endgültigen Energieherstellung beteiligt sind, besonders gut. Eine gute Versorgung mit Omega 3 erhöht somit die Energiemenge, die dem Organismus zur Verfügung steht.

Die in den Mitochondrienmembranen vorhandenen Omega-3-Fettsäuren wirken außerdem als Antioxidantien, sie fangen freie Radikale ab. Diese gefährlichen Partikel entstehen kontinuierlich während der Energieherstellung. Werden Kohlenhydrate zur Energieerzeugung genutzt, entstehen viel mehr freie Radikale als bei der Nutzung von Fetten. Aber auch die wenigen freien Radikalen, die bei der Verstoffwechselung von Fettsäuren entstehen, müssen entschärft werden. Diese Aufgabe übernehmen unterschiedliche Moleküle wie Glutathion zusammen mit Selen oder Vitamin C und E. Omega 3 kann diese freien Radikalen ebenfalls entschärfen. Je höher die Konzentration von Omega-3-Fettsäuren in den Mitochondrienmembranen, umso besser.

In einer Studie nahmen 18 junge, gesunde Männer über zwölf Wochen täglich zwei Gramm EPA und ein Gramm DHA ein. Vor und nach der Intervention wurden ihnen Zellen aus dem Muskelgewebe entnommen und untersucht. Die Mitochondrien, die sich in den Muskelzellen befanden, veränderten ihre Membranzusammensetzung erheblich. Die Konzentration von EPA stieg um durchschnittlich 450 Prozent und die Konzentration von DHA nahm um 320 Prozent zu. Außerdem stellten die Wissenschaftler fest, dass sich in den Mitochondrien nach den zwölf Wochen mehr Energieträger (ATP) bildeten als vor der Supplementation mit Omega 3.[54]

In mehreren anderen Studien, in denen Amateur- und Profisportler zusätzliches Omega 3 einnahmen, konnten Leistungssteigerungen festgestellt werden.[55] Leistung ist immer abhängig von der zur Verfügung stehenden Energie. Mehr Energie – mehr Leistung, so einfach ist das. Die Ergebnisse zeigen somit ebenfalls, dass Omega 3 die Energieherstellung ankurbelt.

Es gibt eine Reihe unterschiedlicher Omega-3-Fettsäuren. Einige kommen in Landpflanzen vor, andere stammen aus marinen Organismen wie Fisch, Krill oder auch Algen. Viel Omega 3 enthalten Leinsamen, Walnüsse und Chiasamen, allerdings in Form von Alpha-Liponsäure (ALA). Damit kann der menschliche Organismus nicht viel anfangen. Er baut diese Fettsäure in EPA und DHA um, dabei ist er aber nicht sehr effektiv.

Viel besser verwertet der Mensch Omega-3-Fettsäuren von marinen Lebewesen. Sie liegen bereits in Form von EPA und DHA vor und können somit direkt genutzt werden. Interessanterweise kommen diese wichtigen Omega-3-Fettsäuren nicht nur in tierischen Lebensmitteln wie Fisch, Wal- und Robbenfleisch, sondern auch in Algen vor. Besonders viel Omega 3 enthält Krill, das sind winzige Krebstiere.

Wissenschaftler aus Norwegen gehen davon aus, dass ca. 70 Prozent der Weltbevölkerung an einem Omega-3-Mangel leiden, weil einfach nicht genug Fisch gegessen wird. Zugleich sind die meisten Bestände stark überfischt. Es kann somit gar nicht mehr Fisch verzehrt werden.[56] Ein weiteres Problem kommt hinzu. Obwohl Fisch zu den nährstoffreichsten Lebensmitteln zählt, ist der Verzehr heutzutage nicht mehr bedenkenlos zu empfehlen, da er oft zu sehr mit Schwermetallen belastet ist.

Bei meinen Patienten sah ich meistens ein klares Bild: Wer zusätzlich Omega 3 als Nahrungsergänzungsmittel einnahm, war ausreichend versorgt. Alle anderen hatten Mängel, viele sogar sehr besorgniserregende.

STECKBRIEF

Omega 3

- **Mangel:** Häufig.
- **Untersuchung:** Möglich beim Hausarzt, einer Heilpraktikerin oder direkt in einem Labor.
- **Idealer Blutwert (Omega-3-Index):** 8 bis 11 Prozent.
- **Ungefähre Kosten der Blutuntersuchung:** 60 bis 100 EUR.
- **Notwendigkeit einer Blutuntersuchung:** Nicht notwendig, da fast alle Menschen, die Omega 3 nicht zusätzlich einnehmen, an einem Mangel leiden und Omega 3 bei normaler Einnahmemenge nicht überdosiert werden kann. Für chronisch Kranke oder Personen, die an Fatigue leiden, ist die Untersuchung trotzdem interessant, sie zeigt die Schwere des Mangels.
- **Lebensmittel reich an Omega 3 (EPA und DHA):** Fisch, Meeresfrüchte, Wal- und Robbenfleisch, Algen.
- **Erhöhter Omega-3-Bedarf:** Chronisch Kranke, Schwangere, Sportler, körperlich hart arbeitende Personen.
- **Symptome bei einem Mangel:** Trockene und juckende Haut, Akne, Empfindlichkeit für Sonnenbrand, Depressionen, trockene Augen, steife und schmerzende Gelenke, trockenes Haar, Haarausfall.

- **Omega 3 als Nahrungsergänzungsmittel:** Da der Omega-3-Bedarf mit der normalen Ernährung in Europa nicht gedeckt wird, sollte jeder täglich 2 g (Gemisch aus EPA und DHA) als Nahrungsergänzungsmittel einnehmen. Bei einem starken Mangel kann die Menge auf bis zu 6 g pro Tag erhöht werden.
- **Wechselwirkungen mit Medikamenten:** Omega 3 verdünnt das Blut, die Dosis blutverdünnender Medikamente sollte angepasst werden. Die Einnahme von Schmerzmitteln wie Diclofenac oder Ibuprofen, einiger entzündungshemmender Medikamente (NSAIDs) sowie einiger Herzmedikamente kann zu inneren Blutungen führen. Die gleichzeitige Einnahme von Omega 3 kann das Risiko erhöhen.[57]
- **Überdosierung:** Die Einnahme von 2 bis 3 g Omega 3 in Form eines Gemisches aus EPA und DHA führt normalerweise zu keinen problematischen Nebenwirkungen. Bei der Einnahme einiger Präparate kann es zu fischigem Geschmack oder zu einem nach Fisch riechenden Atem kommen. Werden zwischen 3 und 6 g Omega 3 pro Tag eingenommen, kann sich bei einigen Menschen das Blut zu sehr verdünnen.[58]

Ubiquinon (Coenzym Q10)

Ubiquinon befindet sich zigfach in den Membranen der Mitochondrien. Es übernimmt im Abschnitt der endgültigen Energieherstellung eine zentrale Rolle. Es transportiert Elektronen und Wasserstoffpartikel von einem Protein zum nächsten. Beides ist für die Herstellung von ATP essenziell.

Befindet sich viel Ubiquinon in den Membranen, können mehr Elektronen und mehr Wasserstoffpartikel transportiert werden, es entsteht mehr Energie. Die Mitochondrien, die sich in den Zellen von Herz oder Leber befinden, weisen die höchsten Ubiquinonkonzentrationen auf. Das ist nicht verwunderlich, denn diese Organe benötigen die meiste Energie.

Die Rolle, die Ubiquinon in der Energieherstellung übernimmt, wurde erst in den 1970er-Jahren bekannt. Entdeckt hat sie der britische Wissenschaftler Peter D. Mitchell, der 1978 dafür den Nobelpreis für Chemie erhielt.

Das Coenzym Q10 kommt im Organismus in zwei unterschiedlichen Formen vor, in einer inaktiven und einer aktiven. Die inaktive Form heißt im Englischen Ubiquinon, auf Deutsch Ubichinon. Die aktive Form heißt Ubiquinol (englisch) bzw. Ubichinol (deutsch). Ubiquinon ist sehr stabil. Reagiert es in der Mitochondrienmembran mit Wasserstoffpartikeln und Elektronen, bildet sich Ubiquinol. Gibt es die Wasserstoffpartikel und die Elektronen wieder ab, entsteht wieder Ubiquinon.[59]

Als Nahrungsergänzungsmittel wird sowohl Ubiquinol als auch Ubiquinon angeboten. Die Einnahme von Ubiquinol wirkt schneller und intensiver. Das liegt an dem Extrakick, denn Ubiquinol ist bereits mit Elektronen und Wasserstoffpartikeln beladen. Wenn es sie abgibt, stehen im letzten Abschnitt der Energieherstellung nicht nur die Elektronen und die Wasserstoffpartikel aus dem Citratzyklus zur Verfügung, sondern die Extraportion durch das eingenommene Ubiquinol. Den Energieanstieg merkt man deutlich! Außerdem wird Ubiquinol vom Organismus besser resorbiert als Ubiquinon.

Ubiquinol und Ubiquinon kommen in vielen Lebensmitteln vor und werden über den Darm aufgenommen. Besonders reich an Coenzym Q10 sind ölige Fische wie Makrele, Wels und Aal, außerdem Eier, Butter, Leber, Sonnenblumenkerne und viele Kohlsorten.

Wichtiger als die Aufnahme des Coenzyms Q10 über die Nahrung ist die körpereigene Ubiquinonherstellung. Sie geschieht auf zwei unterschiedlichen Wegen. Einerseits entsteht Ubiquinon aus einem Molekül des Cholesterinstoffwechsels, der Melavonsäure. Andererseits aus den beiden Aminosäuren Phenylalanin und Tyrosin, wobei Phenylalanin essenziell ist, also unbedingt über die Nahrung aufgenommen werden muss.

Der genaue Ablauf der Bildung von Ubiquinon sowohl aus Melavonsäure wie aus den Aminosäuren Phenylalanin und Tyrosin ist nicht vollends erforscht. Daher weiß man nicht, welche Cofaktoren eventuell von Bedeutung sind. Mineralstoffe und Vitamine wirken häufig als Cofaktoren. Bislang weiß man, dass Pantothensäure (Vitamin B_5) und Vitamin B_6 für die Herstellung von Ubiquinon aus den Aminosäuren benötigt werden.[60]

Bei chronischen Erkrankungen und im Alter ist die Einnahme von Ubiquinol empfehlenswert. Das zeigen auch die Ergebnisse mehrerer Studien. In einer erhielten über 70-Jährige 200 Mikrogramm Coenzym Q10 zusammen mit 100 Mikrogramm Selen pro Tag über einen Zeitraum von vier Jahren. Ihre Lebensqualität und Vitalität sowie ihre körperlichen Leistungen verbesserten sich dadurch messbar. Nach weiteren zwölf Jahren wurden die Studienteilnehmer noch einmal untersucht. Sie zeigten signifikant weniger Herz-Kreislauf-Erkrankungen im Vergleich zu den Probanden, die anstelle des Coenzyms Q10 und Selen Placebos erhalten hatten.[61]

STECKBRIEF

Ubiquinon (Coenzym Q10)

- **Mangel:** Bei gesunden, jungen Menschen selten. Bei chronisch Kranken, älteren Menschen oder Personen, die an Fatigue leiden, ist ein Mangel verbreitet. Ebenso leiden meist Patienten, die Statine einnehmen, an einem Mangel.
- **Untersuchung:** Möglich bei einer Hausärztin, einem Heilpraktiker oder direkt in einem Labor. Untersucht wird die Konzentration von Ubiquinon, der inaktiven Form, eine Untersuchung der aktiven Form ist bislang nicht möglich. Trotz gesunder Ubiquinonwerte (inaktive Form) kann ein Mangel an der aktiven Form bestehen. Daher bildet das Untersuchungsergebnis nur grob die tatsächliche Situation ab.
- **Idealer Blutwert:** Über 1,45 mg/l.
- **Ungefähre Kosten der Blutuntersuchung:** Ca. 35 bis 40 EUR.
- **Notwendigkeit einer Blutuntersuchung:** Nicht notwendig.
- **Ubiquinonreiche Lebensmittel:** Sardinen, Makrelen, Aal, Leber, Fleisch, Eier, Butter, Olivenöl, Nüsse, Samen und Kerne, Hülsenfrüchte, Rosenkohl, Brokkoli, Kartoffeln und Spinat. Durch das Erhitzen kann sich der Coenzym-Q10-Gehalt reduzieren.

- **Erhöhter Ubiquinonbedarf:** Einnahme von Statinen, stark fettreduzierte Ernährung, psychischer Stress, Alter, Rauchen, extremer Sport, Übergewicht, Darmerkrankungen, Einnahme von Trizyklischen Antidepressiva.
- **Symptome bei einem Mangel:** Müdigkeit, Konzentrationsstörungen, muskuläre Schwäche, Muskelschmerzen.
- **Ubiquinol als Nahrungsergänzungsmittel:** 50 bis 200 mg pro Tag. Eine Dosis von 200 mg sollte über den Tag verteilt eingenommen werden. Ubiquinol wird am besten aufgenommen, wenn gleichzeitig fetthaltige Lebensmittel verzehrt werden.
- **Wechselwirkungen mit Medikamenten:** Ubiquinol kann die Wirkung blutverdünnender Medikamente reduzieren.[62]
- **Überdosierung:** Es sind keine schädlichen Effekte bekannt. Allerdings sollte die Höchstmenge von 500 mg pro Tag nicht überschritten werden.[63]

Kupfer

Kupfermangel ist selten. Erniedrigte Kupferwerte kommen hingegen häufiger vor.

Dabei liegt der Grund meist nicht bei den Lebensmitteln, sie enthalten ausreichend Kupfer. Das Problem liegt im Darm, die Resorption ist gestört. Betroffen sind vor allem Personen mit chronischen Darmentzündungen, aber auch die Einnahme von Zink in hoher Dosis reduziert die Aufnahme von Kupfer. Problematisch ist auch die dauerhafte Einnahme von Magensäureblockern. Sie verändern den pH-Wert zu stark. Die Säurekonzentration im Magen ist zu niedrig, wodurch sich Kupfer nicht mehr von seinen Verbindungen löst und später im Darm auch nicht aufgenommen werden kann.

Eines der Proteine, das am letzten Abschnitt der Energieherstellung beteiligt ist, benötigt Kupfer. Mangelt es an dem Mineralstoff, funktioniert es nicht mehr so gut. Die Energieherstellung nimmt ab. Ein Kupfermangel wirkt sich aber noch über einen anderen Weg auf die Energieherstellung aus. Er führt zur verminderten Aufnahme von Eisen aus der Nahrung. Ein echter Kupfermangel kann somit zu einem Eisenmangel führen. Das hat negative Konsequenzen für die Energieherstellung. Mehrere Enzyme funktionieren nicht mehr richtig und vor allem ist der Sauerstofftransport reduziert. Sauerstoff ist aber essenziell, damit alle drei Abschnitte der Energieherstellung arbeiten können.

Niedrige Kupferwerte wirken sich außerdem auf die Schilddrüsenhormone T3 und T4 aus. Sinkt der Kupferspiegel im Blut zu sehr ab, leidet die Schilddrüse, es werden weniger Hormone hergestellt. Schilddrüsenhormone sind jedoch an der Steuerung der Energieherstellung beteiligt.

STECKBRIEF

Kupfer

- **Mangel:** Ein echter Mangel ist selten, niedrige Blutspiegel hingegen verbreitet.
- **Untersuchung:** Möglich beim Hausarzt, einer Heilpraktikerin oder direkt in einem Labor.
- **Idealer Blutwert:** 11,0–23,6 µmol/l bzw. 700–1500 µg/l.
- **Ungefähre Kosten der Blutuntersuchung:** Ca. 2,50 bis 3,50 EUR.
- **Notwendigkeit einer Blutuntersuchung:** Bei Fatigue oder anderen chronischen Krankheiten empfehlenswert.
- **Kupferhaltige Lebensmittel:** Leber, Krustentiere, Hülsenfrüchte, Hafervollkornflocken, einige Käsearten wie Emmentaler und Parmesan, reiner Kakao, Cashewkerne, Haselnüsse.
- **Erhöhter Kupferbedarf:** Personen mit chronischen Darmentzündungen und Personen, die Zink in sehr hoher Dosis einnahmen.
- **Symptome bei einem Mangel:** Erhöhte Infektanfälligkeit, bei einem echten Kupfermangel sind meist auch die Neutrophilen, das ist eine Untergruppe der Leukozyten, erniedrigt, brüchige Knochen bzw. Osteoporose, Gedächtnisprobleme, Lernschwierigkeiten, Kälteempfindlichkeit, blasse Haut, frühes Ergrauen der Haare.

- **Kupfer als Nahrungsergänzungsmittel:** 1,0 bis 1,5 mg pro Tag.
- **Wechselwirkungen mit Medikamenten:** Kupfer kann die Absorption einiger Antibiotika und Osteoporosemedikamente reduzieren, zwischen der Einnahme des Medikaments und des Kupfers sollten vier Stunden liegen.[64]
- **Überdosierung:** Bei einer Einnahme von 10 mg pro Tag und mehr wirkt Kupfer giftig. Es kommt zu Durchfall, Fieber, Schmerzen, Muskelschwäche, Augen und Haut können sich gelblich verfärben, verminderte Urinproduktion, metallischer Geschmack im Mund.[65]

Phosphor/Phosphat

Phosphatverbindungen werden für die Bildung des Energieträgers ATP benötigt. Das ist der allerletzte Schritt der Energieherstellung, bei der eine Phosphatgruppe an Adenosindiphosphat angedockt wird. Aus Adenosin**di**phosphat wird Adenosin**tri**phosphat mit drei Phosphatgruppen. Reiner Phosphor kommt natürlicherweise nicht vor. Da Phosphor sehr reaktionsfreudig ist, ist er immer an andere Stoffe gebunden – besonders häufig an Sauerstoff und Wasserstoff. Geht Phosphor mit Stoffen Verbindungen ein, spricht man nicht mehr von Phosphor, sondern von Phosphaten.

Besonders viel Phosphat enthalten Proteine. Fleisch, Geflügel, Fisch, Eier und Milchprodukte sind sehr gute Phosphatlieferanten. In pflanzlichen Lebensmitteln wie Nüssen, Samen, Kernen und Hülsenfrüchten ist Phosphat in der Phytinsäure gebunden. Im Darm können nur bestimmte Bakterien ein Enzym herstellen, das Phytinsäure aufbricht und Phosphate aus ihren Verbindungen löst. Die Bioverfügbarkeit von Phosphat aus pflanzlichen Lebensmitteln ist daher um 50 Prozent geringer im Vergleich zum Phosphat aus tierischen Lebensmitteln.

In meiner Praxis habe ich bei meinen Patienten regelmäßig sehr niedrige Phosphatwerte gemessen. Diese Werte sagen aber meist nichts darüber aus, wie viel Phosphat über die Nahrung aufgenommen wird. Selbst jemand, der viel Fleisch, Eier, Geflügel und Fisch isst, kann erschreckend niedrige Werte haben. Das liegt an der komplexen Aufnahme von Phosphat und an der Regelung des Phosphatgehaltes im Blut. An ihr sind mehrere Hormone beteiligt.

Die erhöhte Zufuhr von Kalzium und Eisen vermindert die Phosphataufnahme. Damit die Phosphatverbindungen aus den Proteinen gelöst werden können, ist außerdem ein niedriger pH-Wert nötig, wie er normalerweise im Magen vorkommt. Magensäureblocker reduzieren die Säure im Magen zu sehr. Enzyme, die für die Zerkleinerung der Proteine zuständig sind und damit auch für das Herauslösen von Phosphaten, können nicht mehr richtig arbeiten. Die dauerhafte Einnahme von Magensäureblockern kann zu einem Phosphatmangel führen.

Ein Vitamin-D-Mangel führt ebenfalls zu Störungen der Phosphatresorption. Dramatischerweise hat fast jeder in Mitteleuropa, der nicht zusätzlich das Vitamin einnimmt, einen Mangel.

Neben Problemen bei der Aufnahme führt die vermehrte Ausscheidung ebenfalls zu niedrigen Phosphatwerten. Hormone steuern die Phosphatmenge, die über den Urin den Körper verlässt. Hohe Konzentrationen verschiedener Nebenschilddrüsen- und Schilddrüsenhormone wie Thyroxin steigern die Ausscheidung von Phosphaten.

Wahrscheinlich erhöht auch eine fruktosereiche Ernährung den Verlust von Phosphaten über den Urin. Fruktose ist nicht nur in Obst, sondern vor allem als Süßungsmittel in Joghurt, Keksen, Softdrinks und Fertigprodukten enthalten. Verstärkt wird der Effekt, wenn gleichzeitig ein Magnesiummangel vorliegt, was leider auch sehr häufig vorkommt. Außerdem regt eine erhöhte Kalziumzufuhr die Phosphatausscheidung an.[66]

Phosphat als Zusatzstoff

Vielen industriell hergestellten Lebensmitteln werden Phosphate zugesetzt. Ihre gesundheitsgefährdende Wirkung ist oft Thema in den Medien. Zugesetzte Phosphate bestehen aus anderen Phosphatverbindungen als natürliche Phosphate. Im Körper wirken sie auch anders.

Industriell zugesetzte Phosphate lassen Fleisch- und Wurstwaren noch nach Wochen schön aussehen, sie dienen zur Konservierung und werden als Säureregulatoren eingesetzt. Phosphate verhindern das Zusammenklumpen rieselfähiger Lebensmittel und werden daher Kaffee oder Puddingpulver zugesetzt. Besonders viel Phosphat ist in Colagetränken und Wurstwaren enthalten. Künstliche Phosphatverbindungen kommen aber auch in ultrahocherhitzter Milch, in Sahne, Milchgetränken, Milchpulver, Backwaren und Tütensuppen sowie -soßen vor.

2019 veröffentlichten Wissenschaftler verschiedener US-amerikanischer Universitäten eine gemeinsame Studie zur Wirkung von zugesetzten Phosphaten. Hierzu teilten sie Labormäuse in zwei Gruppen ein. Die Tiere der einen Gruppe erhielten normales Futter. Den Tieren der anderen Gruppe wurde anorganisches Phosphat unter das Futter gemischt. Dabei handelte es sich um die Art von Phosphat, wie es Lebensmitteln zugesetzt wird. Die Wissenschaftler beobachteten das Verhalten der Tiere. Außerdem untersuchten sie nach zwölf Wochen die Aktivität bestimmter Gene, die die Energieherstellung beeinflussen.

Mäuse, die künstliches Phosphat erhielten, nutzten das Laufrad, das sich im Käfig befand, weniger. Auch außerhalb des Laufrads waren sie träger als die Tiere der Kontrollgruppe, die unbehandeltes Mäusefutter erhielten. In den zwölf Wochen nahmen weder die Mäuse der einen noch der anderen Gruppe zu.

Allerdings zeigte sich bei den Tieren, die zusätzliches anorganisches Phosphat erhielten, Veränderungen in der Energieherstellung. Die Zellen nahmen weniger Sauerstoff auf, was auf eine Reduktion der Energieherstellung schließen lässt. Außerdem wurden weniger Fette für die Herstellung von Energie genutzt. Die Wissenschaftler gehen davon aus, dass anorganische Phosphate als Genschalter wirken. Sie stellen einige der guten Gene für die Energieherstellung aus oder reduzieren ihre Aktivität und schalten schlechte Gene an.[67] Untersucht wurden die Zusammenhänge an Mäusen. Da der menschliche Organismus sich nicht allzu stark von dem von Mäusen unterscheidet, sind ähnliche Abläufe wahrscheinlich. Daher können plötzliche Müdigkeit nach einem Döner, einer Fertigpizza oder einem Tiefkühlgericht die Reaktion auf zugesetzte Phosphate sein.

STECKBRIEF

Phosphor/Phosphat

- **Mangel:** Ein echter Mangel ist selten, niedrige Blutwerte kommen häufig vor. Sie beruhen meist auf anderen gesundheitlichen Problemen wie einem Vitamin-D-Mangel oder der dauerhaften Einnahme von Magensäureblockern, Schilddrüsenproblemen oder einem zu hohen Verzehr von Fruktose. Auch die Aufnahme von Kalzium und/oder Eisen kann zu einem Phosphatmangel führen.
- **Untersuchung:** Möglich bei einer Hausärztin, einem Heilpraktiker oder direkt in einem Labor.
- **Idealer Blutwert:** 2,5–5,0 mg/dl bzw. 0,8–1,6 mmol/l.
- **Ungefähre Kosten der Blutuntersuchung:** Ca. 2,50 bis 3,50 EUR.
- **Notwendigkeit einer Blutuntersuchung:** Nur bei einem oder mehreren der zuvor genannten Probleme notwendig.
- **Phosphatreiche Lebensmittel:** Fleisch, Geflügel, Fisch, Eier, Milchprodukte.
- **Symptome bei einem Mangel:** Schnell brechende Knochen, muskuläre Schwäche, Müdigkeit, Fatigue, Muskelschmerzen, Kribbeln oder Taubheitsgefühl, emotionale Gereiztheit.
- **Phosphatverbindungen als Nahrungsergänzungsmittel:** Nicht üblich. Bei niedrigen Phosphatwerten sollten stattdessen viele Proteine, am einfachsten in Form von Proteinshakes, aufgenommen werden.
- **Wechselwirkungen mit Medikamenten:** Nicht vorhanden, da Phosphate nicht als Nahrungsergänzungsmittel eingenommen werden.
- **Überdosierung:** Da Phosphat normalerweise nicht als Nahrungsergänzungsmittel eingenommen wird, kann es auch zu keiner Überdosierung kommen.

Ernährung ist das Wesentliche

Nahrungsergänzungsmittel tragen ihren Namen zu Recht. Sie ergänzen die Ernährung. Die Grundlage ist immer noch Ernährung. Mit ihr kann die Herstellung von Energie gesteigert oder vermindert werden. Kohlenhydrate, wie sie in Süßigkeiten, Brot oder Nudeln enthalten sind, führen zwar zu einem kurzen Anstieg der Energieherstellung, aber nur wenn sie nicht kontinuierlich konsumiert werden. Folgt auf das Müsli am Morgen das Croissant in der Frühstückspause, das Fertiggericht aus der Mikrowelle am Mittag und die Portion Nudeln oder das Butterbrot am Abend, wird der Körper von Kohlenhydraten überschwemmt. Mitochondrien gehen zugrunde, es wird immer weniger Energie hergestellt. In dem Fall nutzt auch die Einnahme von Nahrungsergänzungsmitteln nur sehr wenig. Sie können die Schieflage, die durch falsche Ernährung entsteht, nicht wettmachen.

Eine energieankurbelnde Ernährung besteht zum Großteil aus Gemüse, Salat, Fleisch, Geflügel, Fisch, Eiern, Milchprodukten (wenn sie vertragen werden), Nüssen, Kernen und Samen sowie heimischem, saurem Obst. Kaum eine Kantine und auch kein Bäcker wird Speisen in dieser Zusammenstellung anbieten. Das heißt, selbst kochen, und zwar täglich!

Für viele Berufstätige bietet sich das Kochen am Abend an. Realistisch wird dafür täglich ca. eine Stunde benötigt. Rezeptideen finden Sie auf der Seite www.strunz.com oder in dem *Strunz-Low-Carb-Kochbuch,* Heyne, 2016. Wer will, kann jeden Abend etwas mehr kochen und sich die Reste fürs Mittagessen aufwärmen.

Ein jeder muss für sich die passende Organisation finden. Allerdings ist eines klar: Ihre bisherigen Gewohnheiten werden sich sehr wahrscheinlich ändern müssen. Das geht nicht so nebenbei. Dafür muss man sich Zeit nehmen, man muss planen, ausprobieren und wieder neu planen. So lange, bis man die für sich passenden Rezepte und Gewohnheiten gefunden hat.

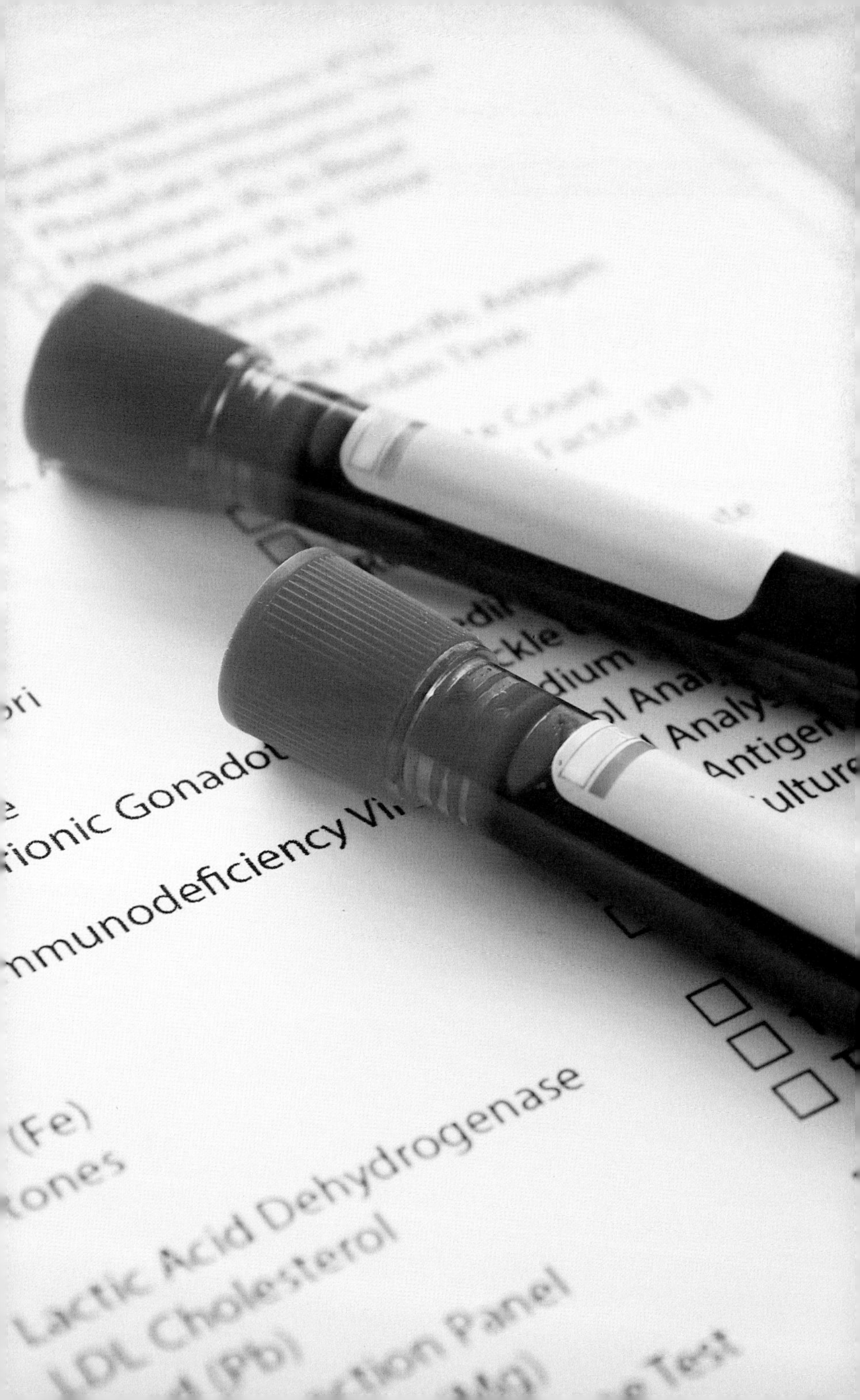
(Fe)
Lactic Acid Dehydrogenase
LDL Cholesterol

Energiemangel und chronische Erkrankungen

Energie wird für jeden Vorgang im Organismus benötigt. Mangelt es an ihr, funktioniert vieles nicht mehr richtig. Nicht übertragbare Krankheiten entstehen.

Nicht übertragbare Krankheiten sind selbst gemacht

Der Großteil aller Erkrankungen kann in zwei Gruppen unterteilt werden: übertragbare und nicht übertragbare.

Zu den übertragbaren gehören Virus- und bakterielle Infektionen. Dazu zählen Grippeerreger, Malaria, Magen-Darm-Infektionen, Herpesviren, Borreliose und vieles mehr. Die meisten dieser Erkrankungen treten auf und verschwinden wieder. Einige wenige verlaufen chronisch. Einige wenige können sogar tödlich verlaufen, die meisten jedoch nicht.

Zu den nicht übertragbaren Krankheiten zählen zum Beispiel Diabetes, Krebs, Herz-Kreislauf-Erkrankungen oder neurodegenerative Erkrankungen wie Alzheimer und Parkinson. Weltweit leiden viel mehr Menschen an nicht übertragbaren als an übertragbaren Erkrankungen. Nach dem ersten Auftreten einer nicht übertragbaren Erkrankung sind Betroffene über Jahre oder Jahrzehnte chronisch krank. Viele leiden nicht nur an einer nicht übertragbaren Krankheit, sondern an mehreren, Herz-Kreislauf-Beschwerden und Diabetes oder Diabetes und Krebs oder sogar allen drei Krankheiten zusammen. Laut WHO, der Weltgesundheitsorganisation, sind nicht übertragbare Erkrankungen der Grund für 71 Prozent aller Sterbefälle weltweit. Nicht nur Senioren sterben daran, nicht übertragbare Krankheiten sind der Hauptgrund für einen frühzeitigen Tod. In der Altersgruppe der 30- bis 69-Jährigen stirbt ein erheblicher Anteil an nicht übertragbaren Erkrankungen.

So viel unnötiges Leid, denn der Grund für die gesundheitlichen Probleme ist der Lebensstil. Laut WHO führen besonders eine ungesunde Ernährung, Bewegungsmangel, Rauchen und Alkohol zu den Erkrankungen.[1]

Mitochondriale Dysfunktionen sind das Problem

Doch was genau passiert, wenn zu viele Kohlenhydrate gegessen werden und sich zu wenig bewegt wird? Wenn sich Tabakrauch in den Lungen ausbreitet oder Alkohol bis in die Leber und ins Gehirn vordringt?

Kohlenhydrate, Bewegungsmangel, Tabak und Alkohol führen zu vielen verschiedenen Veränderungen im Organismus. Aber eines haben sie alle gemeinsam: Sie schädigen Mitochondrien. Die Energieherstellung wird gestört. Die ersten Probleme können Jahre oder Jahrzehnte vor der merklichen Erkrankung auftreten. Zu Beginn spürt man noch nicht so viel davon. Eventuell fühlt man sich nicht mehr so fit wie mit Anfang 20 oder es fällt einem schwerer, überflüssige Kilos wieder loszuwerden. Vielleicht ist man emotional nicht mehr so gut drauf. Das Leben ist anstrengender geworden, man hat die Leichtigkeit verloren. Viele denken, solche Veränderungen sind normal, wenn man 40, 50 oder 60 Jahre alt wird. Sind sie nicht! Der Grund ist eine gestörte Energieherstellung und nicht das Alter. Das Energieproblem sollten Sie ernst nehmen, denn es ist der Vorbote für Schlimmeres. Wenn Sie nichts dagegen unternehmen, wird aus dem Energieproblem mit großer Wahrscheinlichkeit eine chronische Erkrankung: Krebs, Demenz oder ein anderes Leid.

Das Energieproblem zeigt sich als Missverhältnis zwischen Energieherstellung und Energiebedarf der Zellen. Auf der einen Seite brauchen die Zellen eine kontinuierliche Energieversorgung, damit sie ihre Aufgaben erfüllen können. Damit beispielsweise Zellen im Knochenmark neue Immunzellen bilden können, damit die Zellen im Darm Nährstoffe aufnehmen können, damit Nervenzellen Nervenimpulse übertragen können. Auf der anderen Seite ist ihr Energiebedarf jedoch nicht konstant. Während körperlicher Arbeit oder Sport steigt beispielsweise der Energiebedarf der Muskulatur und des Herzens erheblich. Nachts brauchen vor allem Darm und Gehirn Energie, die Muskulatur aber nicht. Nicht nur der Energiebedarf der Zellen verändert sich ständig, auch die für die Energieherstellung zur Verfügung stehenden Ausgangsstoffe verändern sich. Kurz nach einer Mahlzeit stehen mehr und andere Stoffe zur Verfügung als am Morgen, nach einer Nacht ohne Essen. Die Mitochondrien passen ihre Aktivität auf die sich verändernden Situationen an.

Geschädigte Mitochondrien können ihre Energieherstellung nicht mehr richtig anpassen. Steigt der Energiebedarf, liefern sie zu wenig Energie. Und selbst für die Grundversorgung der Zellen reicht die Energie teilweise nicht mehr. Die Mitochondrien sind kaputt. Die mitochondriale Dysfunktion ist da.

Von der Überlastung durch Kohlenhydrate zum Kollaps

Nach dem Verzehr von leeren Kohlenhydraten wie einer Portion Nudeln, einer Pizza, einem Weißmehlbrötchen, einem Brot mit Nuss-Nougat-Creme oder Marmelade, Keksen oder einem Stück Kuchen steigt der Glukosespiegel im Blut rasant an. Die Glukose wird in die Körperzellen transportiert. In Windeseile steigt der Zuckergehalt in den Zellen. Er wird zum energiereichen Coenzym (Acetyl-CoA) umgebaut und in den Energiezyklus (Citratzyklus) eingespeist. Innerhalb kürzester Zeit werden die Energietransporter be- und bei der endgültigen Energieherstellung (oxidative Phosphorylierung) wieder entladen. Das System läuft auf Hochtouren. Bei der endgültigen Energieherstellung entstehen natürlicherweise freie Radikale. Läuft das System auf Hochtouren, entstehen viel mehr freie Radikale, als wenn es langsam liefe.

Kein Wunder also, dass uns Süßes einen Energiekick gibt. Kinder drehen regelrecht auf, nachdem sie Schokolade oder Eiscreme gegessen haben. Marathonläufer pushen sich mit Powergels, was nichts anderes als Kohlenhydratkonzentrate sind. Kohlenhydrate geben Energie, aber nur wenn sie nur ganz selten, wie beispielsweise beim Marathon, eingesetzt werden.

Die heute als normal geltende Ernährung mit Semmeln, Müsli, Pasta und Pizza in allen Variationen und vielen Süßigkeiten überlastet die Mitochondrien. Nicht nur für kurze Zeit wie beim Marathon laufen sie auf Hochtouren, sondern ständig. Fast ununterbrochen dringt Glukose in die Zellen ein, ununterbrochen laufen die drei Abschnitte der Energiegewinnung im Turbogang. Dabei entstehen viel zu viele freie Radikale. Antioxidantien wie Glutathion, Vitamin C und E und andere werden der Flut nicht Herr. Die freien Radikale schädigen Enzyme und Proteine, die an der Energieherstellung beteiligt sind, sowie die mitochondriale DNA. Die Energieherstellung wird gestört. Obwohl weiterhin Glukose in großen Mengen zur Verfügung steht, entsteht immer weniger Energie.

Die freien Radikale lösen oxidativen Stress aus. Dieser führt wiederum zu einer Reihe von Veränderungen. Unter anderem zerfallen große Zusammenschlüsse von Mitochondrien in kleine Fragmente. Kleine einzelne Mitochondrien produzieren aber weniger Energie als die großen Zusammenschlüsse. Die Fragmentierung bietet jedoch Schutz, denn durch den erhöhten oxidativen Stress sterben immer mehr Mitochondrien ab. Da ist es besser, wenn sie sich zuerst voneinander lösen. Dann sterben nur einzelne Mitochondrien und nicht ganze Verbünde.[2]

> Mitochondrien können mit der ständigen Flut von Kohlenhydraten nicht umgehen. Es überfordert sie und führt zum Kollaps.

Vom Bewegungsmangel zu eingeschlafenen Mitochondrien

Der Körper reagiert auf die an ihn täglich gestellten Anforderungen. Bilder von Mister und Miss Universe, das sind die Gewinner von Bodybuilding-Wettkämpfen, zeigen, wie sehr der Körper sich anpasst. Das tägliche Training mit schweren Gewichten lässt dicke Muskelpakete wachsen. Laufen lässt hingegen eine zähe, dünne Muskulatur entstehen – vor allem in den Beinen. Genauso wie sich die Muskulatur an die täglichen Aufgaben anpasst, passt sich auch die Energieherstellung an.

Während sportlicher oder anderer körperlicher Anstrengungen steigt der Energiebedarf der Muskulatur und des Herzens erheblich. Es bilden sich immer mehr Mitochondrien, die immer mehr Energie herstellen können. Besonders wenn die Anstrengungen täglich oder zumindest mehrmals wöchentlich stattfinden. Aber nicht nur in Herz und Muskulatur bilden sich neue Mitochondrien, auch in der Leber oder im Gehirn, ja im gesamten Organismus nimmt die Konzentration an Mitochondrien zu.

Die Energieherstellung passt sich auch an ein Leben mit wenig Bewegung an. Wer morgens nur ein paar Schritte zum Auto geht und dann zur Arbeit fährt, wer dann stundenlang am Schreibtisch sitzt und abends auf der Coach vor dem Fernseher hockt, der strengt sich körperlich nicht an. Dessen Herz und Muskulatur braucht viel weniger Energie. Zellen weisen immer weniger Mitochondrien auf, die immer weniger Energie herstellen können. Außerdem lösen sich die großen Mitochondrienverbünde auf. Sie zerfallen in viele einzelne Fragmente. Das zeigt den ungesunden Status der Mitochondrien. Immer weniger Energieträger (ATP) werden gebildet.[3] Dummerweise ist die Energieherstellung auch im Rest des Körpers gedrosselt. Für viele Abläufe fehlt es dann an Energie, wie beispielsweise für das Immunsystem. Es fängt an zu schwächeln. Das Risiko für Krebs und andere chronische Krankheiten steigt.

Freie Radikale durch Alkohol und Nikotin

Alkohol und Nikotin werden vom Organismus aufgenommen und abgebaut, wobei viele freie Radikale entstehen.

Nach dem Glas Wein oder der Flasche Bier wird die Leber aktiv, in ihr wird der Alkohol zerlegt, sodass die Abbauprodukte ausgeschieden werden können. Die freien Radikale, die dabei entstehen, schädigen sowohl die Leberzellen als auch die Mitochondrien, die in den Leberzellen enthalten sind.

Nach einer Zigarette nehmen hingegen die freien Radikale in der Lunge besonders stark zu, wodurch Zellen und Mitochondrien geschädigt werden.

Egal ob Alkohol oder Nikotin, die Mitochondrien der Zellen, die mit den Giften in Kontakt kommen, zeigen die gleichen Veränderungen. Enzyme, Proteine und mtDNA, die an der Energieherstellung beteiligt sind, funktionieren nicht mehr richtig. Außerdem zerfallen die großen Verbünde von Mitochondrien. Ein Teil der Mitochondrien stirbt ab. Insgesamt entsteht immer weniger Energie.[4]

Mitochondriale Dysfunktion und chronische Erkrankungen

Genau die Veränderungen der Mitochondrien, wie sie durch den Verzehr von zu vielen Kohlenhydraten, durch Bewegungsmangel sowie durch Nikotin und Alkohol hervorgerufen werden, finden sich bei verschiedenen Krankheiten:

Erkrankung	Veränderung in den Mitochondrien
Übergewicht	Fragmentierung der Mitochondrien, vermehrte freie Radikale, verminderte Energieherstellung
Diabetes	Fragmentierung der Mitochondrien, vermehrte freie Radikale, verminderte Energieherstellung, Absterben von Mitochondrien
Herz-Kreislauf-Erkrankungen	Beschädigte Mitochondrienmembranen, vermehrte freie Radikale, Fragmentierung der Mitochondrien, verminderte Energieherstellung

Erkrankung	Veränderung in den Mitochondrien
Krebs	Überaktivität einiger Mitochondrien, andere Mitochondrien sterben ab, die Energieherstellung im Citratzyklus und der oxidativen Phosphorylierung kommt zum Erliegen, es wird fast nur noch Energie durch die Zerkleinerung von Glukose erzeugt.[5]
Depressionen	Betroffen sind vor allem Mitochondrien der Gehirnzellen. Vermehrte freie Radikale, die sich auch durch psychischen Stress bilden können, verminderte Bildung von Antioxidantien. Schäden an Membranen, Enzymen und Proteinen.[6]
Alzheimer	Betroffen sind vor allem Mitochondrien der Gehirnzellen. Vermehrte freie Radikale, verminderte Aktivität der Proteine der oxidativen Phosphorylierung, Absterben von Mitochondrien, Tau-Proteine gehen Bindungen mit Proteinen der Energieherstellung ein, die dadurch nicht mehr richtig funktionieren.[7]

Viele Krankheiten – eine Ursache

Jede einzelne Körperzelle braucht Energie. Nur mit Energie kann das Herz pumpen und die Leber lebensnotwendige Stoffe bilden. Nur mit Energie können Immunzellen Eindringlinge abwehren, können sich Neurotransmitter bilden und alle Organe ihre Funktionen aufrechterhalten.

Zu viele leere Kohlenhydrate, Nährstoff- und Bewegungsmangel, Alkohol und Nikotin führen zu einer ganzen Kaskade an gesundheitsschädlichen Veränderungen in den Mitochondrien. Freie Radikale schädigen nicht nur Enzyme und Proteine, die an der Energieherstellung beteiligt sind, sondern auch Gene, die für die Bildung neuer Enzyme und Proteine zuständig sind.

Der Energiezyklus (Citratzyklus) funktioniert nicht mehr richtig, wodurch weniger Energietransporter beladen werden. Dadurch nimmt wiederum der Ladungsunterschied zwischen den Mitochondrienmembranen ab. Das ist vergleichbar mit einer Batterie, deren Ladung nachlässt.

Ab einem gewissen Grad problematischer Veränderungen senden Mitochondrien Signale an die Zellen. Je nach Art der Signale beginnen die Zellen mit der Herstellung entzündungsfördernder Botenstoffe oder leiten gleich ihren programmierten Tod ein. Dann stirbt die ganze Zelle mitsamt allen Mitochondrien, die sie enthält.[8] Auf entzündete und tote Zellen reagiert wiederum das Immunsystem. Die Zelltrümmer toter Zellen müssen beseitigt werden. Entzündete Zellen führen zur Bildung verschiedener Stoffe und Zellen des Immunsystems. Chronische Entzündungsreaktionen sind da.

Kuchen und Baguette, Croissants und Nudeln, die Jahre ohne Sport, das Feierabendbier oder der Wein mit Freundinnen, die Zigarette in der Pause und fehlendes Gemüse auf dem Teller schädigen Mitochondrien in Milliarden verschiedenen Zellen. Tragischerweise passiert das mehr oder weniger im gesamten Organismus. Hält dieser Zustand über Jahre an und kommen eventuell noch psychischer Stress, Belastungen mit Schimmelpilzen, Schwermetallen oder Pestiziden dazu, entstehen chronische nicht übertragbare Krankheiten:

- Krebs
- Hashimoto
- Herz-Kreislauf-Erkrankungen
- Infektanfälligkeit
- Schlafstörungen
- Depressionen
- Parkinson
- Demenz
- Gedächtnisstörung
- Nervenentzündungen
- Verdauungsprobleme
- Sodbrennen
- Darmentzündungen
- Diabetes Typ 2
- Gestörte Libido
- Erektionsstörungen
- Brüchige Knochen
- Osteoporose
- Hautausschlag
- Psoriasis
- Seh- und Hörstörungen
- Schmerzen
- Blasen- u. Niereninfektionen
- Etc.

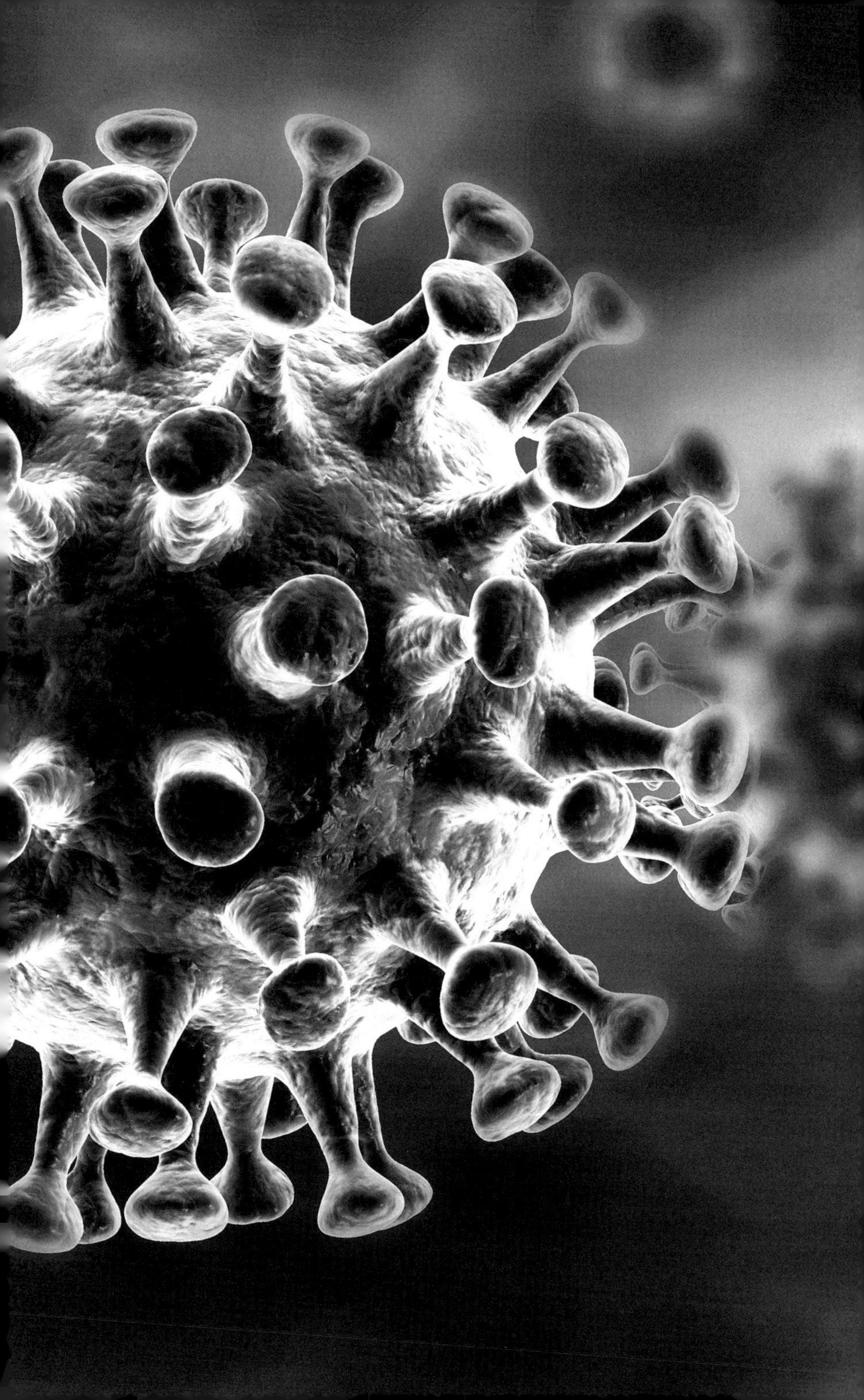

Corona und Long COVID

Coronaviren befallen Zellen in Lunge und Herz, im Gehirn und in den Blutgefäßen. In den Zellen greifen sie vor allem Mitochondrien an. Das kann zu der typischen, starken Erschöpfung beitragen, aber es gibt noch weitere Gründe.

Coronaviren greifen Mitochondrien an

SARS-CoV-2, das Virus, das COVID-19-Infektionen auslöst, verändert befallene Zellen auf vielfältige Weise. Unter anderem greift es die Mitochondrien an. Aus Sicht des Virus ist das sinnvoll, denn Mitochondrien sind nicht nur für die Energieherstellung zuständig, sondern regulieren auch bestimmte Reaktionen des Immunsystems. Indem die Viren die Mitochondrien angreifen, schalten sie diesen Teil der Immunantwort aus. Das Immunsystem hat es schwerer, sie zu bekämpfen.

SARS-CoV-2 beschädigt einige Enzyme des Energiezyklus (Citratzyklus) und Proteine der letztlichen Energieherstellung (oxidative Phosphorylierung). Funktionieren diese Enzyme und Proteine nicht mehr richtig, reduziert sich die Energieherstellung in den Mitochondrien oder kommt sogar ganz zum Erliegen. Die Zellen brauchen aber weiterhin Energie. Deshalb gibt es einen Notfallmechanismus, der es den Zellen ermöglicht, auch ohne Mitochondrien Energie herzustellen. Die gesamte Energie wird dann aus dem ersten Schritt der Energieherstellung, der Zerkleinerung von Glukose (Glykolyse), gewonnen. Dabei entsteht viel weniger Energie, als wenn alle drei Abschnitte der Energieherstellung weiterarbeiten würden. Aber die Energie reicht, damit Zellen weiterleben. Zum Vorteil der Viren, denn solange die Zellen leben und umprogrammiert sind, produzieren sie neue Viren.

Coronaviren befallen vor allem Zellen der Atemwege wie Rachen und Lunge. Sie können aber auch die Zellen der Blutgefäßwände angreifen sowie Zellen im Darm und im Herz, in der Leber, im Gehirn und in den Nieren. Natürlich wird nicht jede einzelne Zelle in einem bestimmten Gewebe, wie beispielsweise der Lunge, infiziert. Außerdem stellen nicht alle Mitochondrien in den befallenen Zellen ihren Dienst ein. Aber doch viele, und das ist spürbar. Infizierte berichten oft von großer Schwäche. Kein Wunder, wenn das Virus direkt die Mitochondrien beschädigt und es zu Energiemängeln kommt.

Die Schwäche rührt aber auch von der enormen Kraft, die das Immunsystem aufwendet, um gegen Viren und gegen befallene Zellen zu kämpfen sowie toten Zellschrott zu beseitigen. Der Kampf hat höchste Priorität. Das Immunsystem erhält so viel Energie wie möglich. Fürs Denken oder Laufen, für den Herzschlag und die Darmbewegungen bleibt weniger Energie übrig.

SARS-CoV-2 veranlasst die Mitochondrien außerdem dazu, ihre DNA (mtDNA) freizusetzen. Normalerweise kommt sie nur in den Mitochondrien vor. Wenn sie plötzlich in der Zellflüssigkeit vorhanden ist, stimmt etwas nicht. Und genauso reagieren die Zellen auch, sie produzieren Zytokine. Das sind Botenstoffe des Immunsystems, die Infektionen signalisieren. In einigen Studien wird davon ausgegangen, dass die frei werdende mtDNA den Zytokinsturm auslöst, der Teil schwerer COVID-Infektionen ist.

Leichter Angriff auf vorgeschädigte Mitochondrien

Viele Übergewichtige, Diabetiker und ältere Menschen leiden an mitochondrialen Dysfunktionen. Kommt dann eine COVID-Erkrankung hinzu, gerät das System vollends durcheinander. Kein Wunder, dass sie besonders häufig von schweren Verläufen betroffen sind. Ihre Mitochondrien sind durch erhöhten oxidativen Stress schon vor der Infektion beschädigt. Außerdem weisen ihre Zellen insgesamt weniger Mitochondrien auf, im Vergleich zu den Zellen jüngerer oder gut trainierter Menschen. Da hat das Virus leichtes Spiel. Das erklärt auch, warum Kinder oft kaum betroffen sind. Ihre Mitochondrien sind viel aktiver als die von Erwachsenen. Das Virus kann die vielen vitalen Mitochondrien von Kindern nicht so schnell ausschalten. Dadurch funktioniert die Immunantwort, die durch die Mitochondrien aktiviert wird, besser. Das bezieht sich allerdings nur auf gesunde, normalgewichtige Kinder.[1]

Gesunde Mitochondrien und eine gut funktionierende Energieherstellung sind der beste Schutz, nicht nur vor Coronainfektionen, sondern auch vor anderen Viruserkrankungen.

Der Blutzuckerspiegel ist ein eigenständiger Risikofaktor

Die Energieherstellung leidet, wenn zu viele Kohlenhydrate, besonders Zucker, Süßigkeiten und Weißmehlprodukte, verzehrt werden. Es entstehen zu viele freie Radikale, Enzyme und Proteine der Energieherstellung werden beschädigt, sodass insgesamt weniger Energie entsteht. Der Konsum von Kohlenhydraten beeinflusst somit direkt die mitochondriale Gesundheit. Wie viele – oder besser wie wenige – Kohlenhydrate man isst, zeigt sich im Blutzuckerspiegel. Wissenschaftler aus Spanien haben einen hoch spannenden Zusammenhang erkannt:

Sie haben 11 321 Coronapatienten untersucht, die zur Behandlung ins Krankenhaus kamen. Es stellte sich heraus, dass der Blutzuckerspiegel einen eigenständigen Risikofaktor darstellt. Das heißt, egal wie alt ein Patient war oder ob er Vorerkrankungen hatte, der Nüchternblutzucker beeinflusste den Verlauf der Infektion.

Patienten mit höherem Nüchternblutzucker starben häufiger und mussten häufiger mechanisch beatmet werden.

Nüchternblutzucker	Sterberate
Unter 140 mg/dl	15,7 %
140 mg/dl – 180 mg/dl	33,7 %
Über 180 mg/dl	41,1 %

Wer auf Zucker und Getreide, auf Süßigkeiten, Müsli, Reis und Kartoffeln verzichtet und außerdem Sport treibt, dessen Blutzuckerspiegel pendelt sich irgendwo zwischen 70 und 110 mg/dl ein. Und zwar nicht nur am Morgen, wenn man ca. zwölf Stunden nichts gegessen hat, sondern über den ganzen Tag.

Der Wert von 70–110 mg/dl taucht als getrennte Kategorie in der Tabelle gar nicht auf. Vielleicht ist überhaupt kein Patient mit einem so niedrigen Blutzuckerspiegel im Krankenhaus zur Behandlung eingeliefert worden. Leider kann man das aus den Daten nicht erkennen.[2]

Die Energieherstellung leidet nicht nur unter zu vielen leeren Kohlenhydraten, sondern auch, wenn wichtige Nährstoffe fehlen. Allen voran Magnesium. Der Mineralstoff ist Cofaktor für viele Reaktionen während der ATP-Synthese. Ebenso wichtig ist Phosphat zur Bildung des Energieträgers.

Wissenschaftler in China untersuchten die Magnesiumwerte von Leicht- und Schwerkranken. Die leicht Erkrankten hatten einen durchschnittlichen Magnesiumspiegel von 1,11 mmol/l. Die Schwerkranken hingegen nur einen Durchschnittswert von 0,79 mmol/l.[3] In einer Studie aus dem Iran zeigte sich, dass Patienten, deren Phosphatwert mindestens 4,5 mg/dl betrug, signifikant weniger Zellschäden erlitten als Patienten mit geringeren Werten.[4]

> Gesunde Mitochondrien sind ein effektiver Schutz gegen schwere COVID-19-Verläufe.

Long COVID hat viele Gründe

Etwa zehn Prozent der Infizierten leiden nach der akuten Erkrankung an lang anhaltenden Symptomen, bekannt als Long COVID. Das kann sogar Personen betreffen, die eine asymptomatische Infektion erlitten, also sich während der Zeit, in der sie positiv auf das Virus getestet wurden, gesund fühlten. Einige Wochen nach der Infektion treten Long-COVID-Symptome auf, mit denen sie dann über Monate oder vielleicht auch Jahre zu kämpfen haben.

Die typischen Symptome sind Müdigkeit und Erschöpfung, einige leiden an Konzentrationsstörungen, Kurzatmigkeit, Schlafstörungen oder Muskelschwäche. Die Symptome können so schlimm sein, dass an ein normales Leben nicht mehr zu denken ist. Long COVID zeigt viele Parallelen zum Chronischen Fatigue-Syndrom, einer Erkrankung, die es bereits vor der Pandemie gab. Für Betroffene kann selbst das Aufstehen und Zähneputzen am Morgen als eine zu große Belastung erfahren werden. Fatigue ist eine Energiekrankheit, für alles fehlt Energie. Selbst die Schlafstörungen können auf einen Energiemangel zurückzuführen sein, denn auch fürs Schlafen wird Energie in Form von ATP benötigt.

Diese Erkrankung heißt offiziell Myalgische Enzephalomyelitis/Chronisches Fatigue-Syndrom, kurz ME/CFS. Die wenige Energie, über die Erkrankte verfügen, wird für die überlebensnotwendigen Abläufe verwendet. Für alles, was darüber hinausgeht, fehlt Energie. Sie fehlt, um normal zur Arbeit gehen zu können, um Kinder zu betreuen, um Sport zu treiben, um Freunde zu treffen oder einkaufen zu gehen. Neben dem chronischem ATP-Mangel ist ein erhöhter oxidativer Stress typisch für das Chronische Fatigue-Syndrom. Zu viele freie Radikale befinden sich in den Mitochondrien. Ihnen stehen zu wenige Antioxidantien gegenüber, die sie entschärfen könnten. Vielen Patienten mangelt es außerdem an Ubiquinon (Coenzym Q10). Je stärker der Ubiquinonmangel, umso heftiger die Symptome. Der Homocysteinspiegel ist außerdem meist erhöht, was wiederum den oxidativen Stress vergrößert.[5] Der Auslöser von ME/CFS-Erkrankungen sind meist Virus- oder bakterielle Infektionen.

Einige Long-COVID-Patienten leiden infolge der akuten Infektion an vermehrten Mikroblutgerinnseln, bei anderen verbleiben Virusfragmente über einen langen Zeitraum im Organismus. Bei wieder anderen aktiviert Corona das Epstein-Barr-Virus oder ein anderes Herpesvirus. Außerdem wird diskutiert, ob COVID-Erkrankungen Autoimmunreaktionen auslösen könnten. Schäden an den Mitochondrien werden ebenfalls als Auslöser für die Fatigue-Symptome in Erwägung gezogen. Egal ob Mikroblutgerinnsel, EBV oder mitochondriale Dysfunktionen, alle diese Probleme wirken sich erheblich auf die Energiebilanz aus und können somit zu extremer Müdigkeit und Schwäche führen.

Dickes Blut erschöpft

Infektionen mit SARS-CoV-2 führen bei einigen Menschen zu Blutgerinnseln. Auch einige Long-COVID-Patienten haben viel zu viele Gerinnsel im Blut. Diese sind allerdings kleiner als jene, die zu Thrombosen führen können. Es handelt sich um Mikroblutgerinnsel.[6]

Durch die Mikrogerinnsel wird das Blut zu dick. Das Herz muss immer stärker schlagen, um die gleiche Menge Blut durch den Organismus zu pumpen. Besonders in den feinsten Verästelungen der Blutgefäße, die für die Versorgung der Zellen zuständig sind, bewegt sich das Blut immer langsamer. Die Zellen leiden infolgedessen unter Sauerstoff- und Nährstoffmängeln. Dadurch nimmt die Energieproduktion ab. Kein Wunder, dass Betroffene unter extremen Fatigue-Symptomen leiden. Selbst leichte Tätigkeiten ermüden sie komplett.

Es gibt einen genetischen Risikofaktor, der die Entstehung von Blutgerinnseln erhöht. Es ist Lipoprotein(a). In einer Studie wurde festgestellt, dass die Patienten mit den höchsten Lp(a)-Werten die meisten Blutgerinnsel zeigten. Aber nicht nur die Gene spielen eine Rolle, auch der Entzündungsmarker Interleukin-6. Ihn gibt es in zwei Varianten. Die eine Form wirkt entzündungshemmend, die andere entzündungsfördernd. Während einer COVID-Infektion werden vermehrt entzündungsfördernde IL-6 gebildet. Übergewichtige weisen meist chronisch erhöhte IL-6-Werte auf. Die Entzündungsstoffe wirken als Genschalter und führen zu einer vermehrten Bildung von Lp(a). Die erhöhten Lp(a)-Werte können bis zu drei bis vier Monate nach der Infektion anhalten.[7] Auch bei Patienten, die in Folge einer COVID-Erkrankung an Arteriosklerose leiden, könnte genetisch erhöhtes Lp(a) ein Grund sein. Der Blutwert von Lipoprotein(a) sollte unter 30 mg/dl bzw. 75 nmol/l liegen. Es handelt sich um eine gängige Untersuchung, die jeder Hausarzt durchführen kann.

Zur schnellen Besserung kann das Blut gereinigt werden. Dabei werden die Mikroblutgerinnsel entfernt. Das Verfahren heißt Apherese und wird von einigen Ärzten angeboten. Leider ist es noch keine Kassenleistung.

Es gibt aber auch andere Möglichkeiten, das Blut zu verdünnen und Lp(a) zu senken, damit sich weniger neue Mikroblutgerinnsel bilden. Da Interleukin-6 die Bildung von Lp(a) erhöht, sollte insbesondere dieser Entzündungsmarker reduziert werden. Das gelingt mit einer Low-Carb-Ernährung und Sport.[8] Für viele, die von Long COVID betroffen sind, ist natürlich an Sport nicht zu denken. Sie sollten sich körperlich trotzdem bis zur Leistungsgrenze betätigen, was meist durch Spaziergänge erreicht wird.

Das gefährliche Lp(a) kann mit der Einnahme von Niacin[9] und Vitamin C[10] gesenkt werden. Je niedriger die Lp(a)-Werte, umso geringer das Risiko, dass sich neue Blutgerinnsel bilden.

Zudem verdünnen die Omega-3-Fettsäuren EPA und DHA das Blut und verbessern somit den Blutfluss[11] sowie die Sauerstoff- und Nährstoffversorgung der Zellen. Mitochondrien können daraufhin wieder mehr Energie herstellen, die Fatigue-Symptome nehmen ab.

Damit der Körper vorhandene Mikroblutgerinnsel selbst abbauen kann, ist ein starkes Immunsystem Voraussetzung. Wie man es effektiv stärken kann, erfahren Sie am Ende des Kapitels.

Dauerschaden an den Mitochondrien

Wissenschaftler aus Colorado, USA, halten mitochondriale Dysfunktionen für den Grund der Erschöpfung einiger Long-COVID-Patienten. Die Vermutung liegt nahe, nicht nur aufgrund der Symptome der Betroffenen, sondern auch aufgrund der Angriffsstrategie von SARS-CoV-2. Das Virus erschleicht sich den Weg in die Zellen über den ACE2-Rezeptor. Sie befinden sich auf den Zelloberflächen im Lungengewebe, in Mund und Nase, im Magen-Darm-Trakt, in den Lymphknoten, im Knochenmark, der Haut, der Schilddrüse, der Leber, der Nieren, der Milz und im Gehirn.[12] Die Viren kommen somit fast überall hin. In den Zellen greifen sie vor allem Mitochondrien an, um die Immunantwort zu schwächen. Nach der Infektion fehlt es in all diesen wichtigen Organen an Energie. Das spüren Betroffene extrem.

Leider ist die Diagnostik von mitochondrialer Dysfunktion schwierig. Wie zuvor erwähnt, kann die Menge an ATP ermittelt werden. Aufgrund des Analyseverfahrens und der normalen Schwankungen in der Energieherstellung gibt die Messung jedoch nur ein grobes Bild ab.

Die Wissenschaftler aus Colorado haben den Fettstoffwechsel und die Laktatkonzentration gemessen. Dieses Verfahren wird oft in der Leistungsdiagnostik für Sportler angewandt, kommt aber auch bei der Untersuchung von Herzerkrankungen zum Einsatz. Die Wissenschaftler stellten fest, dass die Herz- und Lungenfunktion ihrer Long-COVID-Probanden normal waren. Trotzdem hatten sie keine Energie. Der Fettstoffwechsel war jedoch durchweg sehr niedrig und die Laktatkonzentrationen sehr hoch. Außerdem wurde das Verhältnis von Sauerstoffaufnahme zu CO_2-Abgabe untersucht. Die Ergebnisse deuten auf Schäden an den Mitochondrien hin.

Energie aus Fetten kann nur in den Mitochondrien entstehen. Ist der Fettstoffwechsel sehr niedrig, kann das ein Anzeichen einer mitochondrialen Dysfunktion sein. Hohe Laktatkonzentrationen deuten ebenfalls darauf hin, denn Laktat entsteht nur, wenn Energie vorrangig über den ersten Abschnitt der Energieherstellung gebildet wird. Dieser findet in den Zellen und nicht in den Mitochondrien statt. Das Verhältnis von Sauerstoffaufnahme zu CO_2-Abgabe lässt Rückschlüsse zur gebildeten Energiemenge zu. Die Probanden wiesen niedrige Werte auf.[13]

Wahrscheinlich werden sich Betroffene erst besser fühlen, wenn sich die Mitochondrien in den betroffenen Organen wieder erholen. Dies gelingt mit dem Weglassen von Kohlenhydraten, mit den richtigen Nährstoffen, mit Gemüse und hochwertigen Proteinquellen, mit Bewegung, Intervallfasten und ausreichendem Schlaf. Für einige Betroffene wird das Weglassen von Kohlenhydraten von einem Tag auf den anderen zu heftig sein. Sie können schrittweise vorgehen. Sport wird einige ebenfalls über ihre Leistungsgrenze bringen, in den Fällen ist Spazierengehen der richtige Anfang.

Spiroergometrie-Messung

Mit der Spiroergometrie wird der maximale Fettstoffwechsel bestimmt. Aus dem Verhältnis der Sauerstoffaufnahme zur CO_2-Abgabe kann die Menge der entstandenen Energieträger (ATP) errechnet werden.

Die Messung wird meist von Sportmedizinern oder auch in Zentren zur Leistungsdiagnostik angeboten. Sie findet auf einem Fahrradergometer statt, mit der Zeit wird der Tretwiderstand immer größer, es wird immer anstrengender. Für einige, die von Long COVID betroffen sind, kann selbst die Messung zu anstrengend sein.

Herpesviren, die chronisch erschöpfen

Einer der wenigen Wissenschaftler, die sich weltweit mit den Ursachen von ME/CFS beschäftigen, ist Dr. Bhupesh Prusty, Gruppenleiter am Lehrstuhl für Virologie der Julius-Maximilians-Universität Würzburg. Seine Forschung beschäftigt sich nicht mit den verschiedenen Virus- oder bakteriellen Infektionen, die meist einer Fatigue-Erkrankung vorausgehen, sondern mit den anhaltenden Krankheitsursachen. Prusty hat ein spezielles Virus in Verdacht: das Humane Herpesvirus 6 (HHV-6). Fast 90 Prozent der Menschheit infizieren sich mit dem Virus in den ersten drei Lebensjahren. Das Virus befällt vor allem bestimmte weiße Blutzellen, die sogenannten Lymphozyten.

Kommen Babys und Kinder mit dem Virus das erste Mal in Kontakt, löst es das Drei-Tage-Fieber aus. Typisch ist plötzlich auftretendes Fieber, das drei bis vier Tage andauert. Anschließend tritt ein Hautausschlag, besonders auf Rücken und Brust, auf, der ebenfalls nur einige Tage anhält. Viele Kinder, die sich mit HHV-6 infizieren, zeigen keine oder nur abgeschwächte Symptome. Egal wie heftig oder mild die Erkrankung verläuft, nach einigen Tagen hat das Immunsystem das Virus im Griff. Es befindet sich zwar weiterhin in den Lymphozyten, besonders in der Untergruppe der Fresszellen, aber es ist nicht mehr aktiv. Es fügt den Zellen also keinen Schaden mehr zu. Sie können ihrer Aufgabe, dem Fressen von Eindringlingen oder Zellabfällen, nachgehen.

Normalerweise ist das Immunsystem stark genug, um die Aktivität des Virus auf Dauer zu unterdrücken. Kommt es jedoch zu einer Infektion mit einem weiteren Bakterium oder Virus, wie Chlamydien oder dem neuartigen Coronavirus, kann HHV-6 wieder aktiv werden.

Wie SARS-CoV-2 greift auch HHV-6 Mitochondrien in den von Viren befallenen Lymphozyten an. Das Virus schädigt insbesondere Enzyme und Proteine, die an der Energieherstellung beteiligt sind. Die beschädigten Enzyme und Proteine können dann ihre Aufgaben nicht mehr richtig erfüllen. Laut Dr. Bhupesh Prusty ist in Zellen, in denen das Virus aktiv ist, die Energieherstellung reduziert.[14]

Viele Betroffene fühlen sich jedoch nicht nur durch die verminderte Energieherstellung in den betroffenen Zellen so schlapp, sondern weil das Immunsystem ununterbrochen gegen HHV-6 kämpft.

Laboruntersuchung HHV-6

- **Untersuchung:** Möglich beim Hausarzt, einer Heilpraktikerin oder direkt in einem Labor.
- **Kosten:** Ca. 30 EUR.
- **Blutwert:** Labore nutzen teilweise unterschiedliche Verfahren zum Nachweis einer aktiven HHV-6-Infektion. Den Blutwerten ist in der Regel die Bemerkung »negativ« beigefügt, wenn keine Infektion vorliegt, bzw. »positiv« bei einer aktiven HHV-6-Infektion.

Epstein-Barr und Long COVID

Andere Wissenschaftler haben einen weiteren Erreger im Fokus: das Epstein-Barr-Virus, kurz EBV. Forschende in den USA wiesen bei 66,7 Prozent der Long-COVID-Patienten eine aktive Epstein-Barr-Virus-Infektion nach. Zum Vergleich untersuchten sie Personen, die nicht an Long COVID litten. In dieser Kontrollgruppe wurde ein aktiver Epstein-Barr-Virus nur bei zehn Prozent der Personen nachgewiesen.[15]

Die Durchseuchung mit dem Epstein-Barr-Virus ist hoch, mit Ende des 40. Lebensjahres haben ungefähr 95 bis 98 Prozent aller Menschen weltweit eine EBV-Infektion durchlebt. Die Erstinfektion findet meist in der Kindheit oder Jugend statt. Übertragen wird das Virus als Schmier- oder Tröpfcheninfektion. Küssen ist daher besonders in der Jugend ein wichtiger Übertragungsweg. Im Englischen heißt die nach der Infektion auftretende Erkrankung daher auch »kissing disease«. Im Deutschen heißt sie Pfeiffersches Drüsenfieber oder medizinisch korrekt infektiöse Mononukleose.

Bei den meisten Jugendlichen kann das Immunsystem den Erreger problemlos kontrollieren. Es treten nur leichte, grippeähnliche Symptome auf. Es kann aber auch zu einer Erkrankung führen, die mit Fieber und Gliederschmerzen, bei einigen auch mit einem fauligen Mundgeruch oder weiteren Symptomen einhergeht. Einige Patienten sind über mehrere Monate stark abgeschlagen. Bei Kleinkindern verläuft die Erstinfektion meist sogar ohne Symptome. Das Virus verbleibt im Körper, es nistet sich wie HHV-6 in den Lymphozyten des Immunsystems ein.

Schwächelt das Immunsystem, kann das EBV wieder aktiv werden. Das passiert nicht einfach so. Auslöser sind meist psychischer Dauerstress oder eben eine Coronainfektion. Das Immunsystem war meist schon zuvor am Limit. Der Kampf gegen die SARS-CoV-2-Viren überfordert es dann vollkommen. Das Immunsystem bringt zwar die Coronaviren nach einigen Tagen unter Kontrolle, ist danach aber so geschwächt, dass es das Epstein-Barr-Virus nicht mehr in Schach halten kann.

Viren und befallene Lymphozyten müssen daraufhin bekämpft werden. Das kostet Energie. Bei vielen Betroffenen ist das Immunsystem so geschwächt, dass es den Kampf gegen EBV verliert. Das Virus bleibt aktiv. Das Immunsystem kämpft und kämpft und kämpft. Kämpft teilweise gegen sich selbst, weil es die befallenen Lymphozyten beseitigt. Das geht mit einem erheblichen Energieaufwand einher. Betroffene fühlen sich nicht dauerhaft erkältet oder krank, aber unglaublich schlapp. Das Immunsystem saugt Energie, da bleibt nicht mehr viel übrig, um den Alltag zu bewältigen.

In den Medien tauchen immer wieder Berichte von Marathonläufern oder anderen ambitionierten Hobbysportlern auf, die von Long COVID betroffen sind. Viele wundern sich, da Sportler allgemein als gesund gelten. Wie kann es bei ihnen dann zu Long COVID kommen?

Dieses Phänomen kann ebenfalls mit dem Epstein-Barr-Virus erklärt werden. Viele Profi- sowie ambitionierte Hobbysportler haben ein geschwächtes Immunsystem. Sie trainieren zu viel und erleiden dann immer wieder Infekte. In Australien untersuchten Wissenschaftler Athleten, die regelmäßig an Wettkämpfen teilnahmen. 22 Prozent von ihnen wiesen erhöhte EBV-Titer auf. Bei ihnen war das Virus aktiv.[16] Typisch für viele Athleten sind Erkältungskrankheiten nach intensiven Trainings- oder Wettkampfzeiten. In England wurden Rugbyspieler vor und nach einem einmonatigen Trainingslager untersucht. Die Laboranalysen zeigten, dass mit dem Auftreten der Erkältungssymptome bei den Sportlern auch das Epstein-Barr-Virus aktiver wurde.[17] Bei vielen Sportlern ist EBV phasenweise aktiv. Eine Infektion mit SARS-CoV-2 kann dann leicht ausreichen, um das System komplett aus dem Gleichgewicht zu bringen. Dann ist nach der COVID-Infektion EBV aktiv. Durchtrainierte Sportler erleben lang anhaltende Fatigue-Erkrankungen. Kaum vorstellbar, dass Marathonläufer dann kaum noch spazieren gehen können, aber genau das kommt vor.

Laboruntersuchung EBV

- **Untersuchung:** Möglich bei einer Hausärztin, einem Heilpraktiker oder direkt in einem Labor.
- **Kosten:** Ca. 90 bis 100 EUR.
- **Blutwert:** Zur Bestimmung einer wieder aufgetretenen EBV-Infektion müssen mehrere Blutwerte bestimmt werden.

  1. EBV-VCA-IgM: < 20 E/ml bzw. negativ = gesund

     EBV-VCA-IgM ist meist nur bei der ersten Infektion positiv. Bei einigen Reinfektionen ist dieser Wert jedoch ebenfalls positiv. Aber selbst wenn er negativ ist, kann EBV aktiv sein, und zwar, wenn die IgG-Werte sehr hoch sind.
  2. EBV-VCA-IgG: < 20 E/ml = gesund
  3. EBV-EBNA-IgG: < 5 E/ml = gesund

     Bei Reinfektionen liegen die Werte über 20 bzw. 5 E/ml. Sie können bis auf über 600 bzw. 750 E/ml steigen.

  Je höher die Werte, desto stärker kämpft das Immunsystem, desto mehr Energie braucht es für den Kampf und umso weniger Energie bleibt fürs Denken und Bewegen.

Leider wird die Kombination aus niedrigen IgM- und hohen IgG-Werten von einigen Laboren und Ärzten als »abgelaufene« oder »latente« Infektion und damit als harmlos bewertet. Das ist falsch. Hohe IgG-Werte stehen für eine chronische Infektion.

Typisch für anhaltende EBV-Infektionen sind außerdem zu niedrige Leukozytenwerte.

Mit einem starken Immunsystem gegen Long COVID

Ein starkes Immunsystem kann sowohl HHV-6 wie auch EBV zurück in ihre inaktiven Zustände versetzen. Ein starkes Immunsystem kann außerdem Mikroblutgerinnsel beseitigen und geht mit gesunden Mitochondrien einher.

Wie gut ein Immunsystem ist, hängt von sehr vielen Faktoren ab. Oft bringt es die Extraorange oder ein Multivitaminpräparat nicht, da zu viele tägliche Gewohnheiten dem Immunsystem schaden. Die meisten meiner Patienten, die an einer chronischen EBV-Infektion litten, mussten konsequent ihre Ernährung verändern, Nährstofflücken füllen, lernen, mit Stress anders umzugehen, mehr Sport treiben und sich ausreichend Zeit zum Schlafen nehmen.

Da es in diesem Buch um die Energieherstellung und nicht um die Stärkung des Immunsystems geht, stelle ich hier nur die wichtigsten Punkte vor.

Ernährung

Eine Ernährung zur Stärkung des Immunsystems besteht hauptsächlich aus frisch zubereitetem oder rohem Gemüse, Biofleisch, Biogeflügel, Eiern, Fisch, Nüssen, Kernen und Samen, heimischem, säuerlichem Obst, Milchprodukten und Hülsenfrüchten.

Gemüse fördert die Ansiedelung gesundheitsfördernder Darmbakterien. Sie produzieren kurzkettige Fettsäuren, allen voran Butyrat, das wiederum im gesamten Organismus gesundheitsfördernde Wirkungen entfaltet. Wenn der Großteil der Ernährung aus frisch zubereitetem Gemüse besteht, nehmen außerdem Entzündungsreaktionen im Darm ab, das stärkt das Immunsystem.

Biofleisch, Biogeflügel, Eier, Fisch, Nüsse und Milchprodukte enthalten wertvolle Proteine, die das Immunsystem benötigt. Die Botenstoffe des Immunsystems bestehen aus Proteinen, genauso wie die Antikörper, die von Immunzellen gebildet werden. Ein Immunsystem kann nur richtig arbeiten, wenn ihm ausreichend Proteine zur Verfügung stehen.

Zucker und viele Getreideprodukte schaden hingegen dem Immunsystem. Vor allem Weißmehl wird schnell zu Glukose, einem Einfachzucker, abgebaut. Glukose ist jedoch ein Zellgift und greift vor allem die Endothelzellen in den Blutgefäßen an. Es kommt zu vielen kleinen Entzündungsreaktionen, das Immunsystem kämpft. Besonders hohe Blutzuckerspiegel haben Diabetiker. Gleichzeitig ist bekannt, dass bei ihnen die natürlichen Killerzellen und andere Immunzellen im Vergleich zu gesunden Menschen nicht so aktiv sind. Außerdem haben sie erhöhte entzündungsfördernde Botenstoffe. Diabetiker sind die Spitze des Eisberges. Ähnliche Effekte treten auch auf, wenn man sich »normal« ernährt, wenn man Müsli oder Semmeln zum Frühstück isst, wenn es eine Pizza oder eine Portion Nudeln zum Mittagessen gibt und am Abend das Wurst- oder Käsebrot den Abschluss macht. Ganz zu schweigen von dem Donut oder dem Stück Käsekuchen zwischendurch, dem Bier oder der Tafel Schokolade am Abend. So eine Ernährung ist nicht normal, sie erhöht den Blutzucker viel zu stark und schwächt somit das Immunsystem.

Nährstoffe

Eine Reihe von Nährstoffen fördern das Immunsystem besonders effektiv.

Lysin: Die essenzielle Aminosäure vermindert die Aktivität von Viren. Ein hoher Kaffeekonsum entzieht dem Stoffwechsel jedoch Lysin, daher sollte auf Kaffee während einer chronischen Virusinfektion verzichtet werden.

Die Einnahme von Lysin ist ohne vorherige Blutanalyse möglich. Tägliche Dosis: 1 g.

Quercetin: Der sekundäre Pflanzenstoff wirkt entzündungshemmend.

Vitamin C und E: Fast alle Zellen nehmen das Vitamin auf, so auch die Zellen des Immunsystems, die dadurch aktiver werden. Außerdem entschärft Vitamin C freie Radikale, wodurch oxidativer Stress abnimmt, der auch entsteht, wenn das Immunsystem kämpft. Vitamin E recycelt Vitamin C, sodass es auf ein Neues freie Radikale entschärfen kann.

Die Einnahme von Vitamin C und E ist ohne vorherige Blutanalyse möglich. Tägliche Dosis Vitamin C: 1 bis 3 g über den Tag verteilt. Vitamin E: Es gibt eine ganze Reihe verschiedener Moleküle, die als Vitamin E wirken. Fast jedes Präparat enthält eine andere Zusammenstellung. Daher sollte Vitamin E nach Herstellerangaben eingenommen werden.

Vitamin D: Das Vitamin trägt entscheidend zur Stärkung des Immunsystems bei. Leider mangelt es fast allen Menschen in unseren Breitengraden an dem Vitamin. Vitamin D sollte immer zusammen mit Vitamin K_2 eingenommen werden, denn beide Vitamine sind am Kalziumstoffwechsel beteiligt. Nur mit ausreichend K_2 kommt es nicht zu ungewollten Kalziumablagerungen in den Blutgefäßen. Außerdem benötigt der Körper Magnesium zur Aktivierung von Vitamin D. Eine erste Einnahme von Vitamin D ist ohne vorherige Blutanalyse möglich. Allerdings ist eine Untersuchung empfehlenswert. Idealerweise wiederholt man die Analyse nach ca. sechs bis neun Wochen und passt die Dosis daraufhin an. Um auf einen gesunden Vitamin-D-Spiegel von 70 bis 80 ng/ml zu kommen, müssen die meisten Menschen zwischen 3000 und 5000 I. E. pro Tag einnehmen, einige brauchen auch mehr. Hier lohnt sich das regelmäßige Messen!

Zink: Zink reguliert die Entstehung neuer Immunzellen und aktiviert sie. Der Mensch kann Zink schlecht speichern und ist daher auf die kontinuierliche Zufuhr angewiesen. Außerdem steigt der Zinkbedarf während Virusinfektionen stark an.

Die Einnahme ist ohne vorherige Blutanalyse möglich. Tagesdosis: 25 mg. Eine Untersuchung ist jedoch empfehlenswert, um die Schwere des Mangels abschätzen zu können und eventuell die Tagesdosis zu erhöhen. Außerdem sollte der Zinkspiegel nicht über den maximalen Referenzwert ansteigen. Wer Zink einnimmt, sollte seine Werte ungefähr halbjährlich untersuchen lassen.

Magnesium: T-Zellen benötigen ausreichend Magnesium, um korrekt zu funktionieren.[18] T-Zellen sind sehr wichtig für das Immunsystem. Unter anderem können sie von Viren befallene Zellen erkennen und abtöten. Die Einnahme von Magnesium ist ohne vorherige Blutanalyse möglich. Tagesdosis: 300 bis 900 mg.

Selen: Selen wirkt auf vielfältige Weise auf das Immunsystem. Zusammen mit dem Antioxidans Glutathion entschärft es freie Radikale, die bei Infektionen in besonders großen Mengen entstehen und aktiviert Fresszellen. Das sind Zellen des Immunsystems, die tote oder von Viren befallene Zellen beseitigen. Darüber hinaus können sich Körperzellen, denen ausreichend Selen zur Verfügung steht, besser gegen Viren wehren.

Europa zählt zu den Selenmangelgebieten. Fast jeder, der Selen nicht zusätzlich einnimmt, leidet an einem Selenmangel. Die Einnahme ist ohne vorherige Blutanalyse möglich. Tagesdosis: 200 µg. Eine Untersuchung des Selenspiegels ist jedoch empfehlenswert, um die Schwere des Mangels abschätzen zu können. Zu viel Selen im Organismus wirkt toxisch. Wer Selen einnimmt, sollte daher seine Werte ungefähr halbjährlich untersuchen lassen.

N-Acetyl-L-Cystein: N-Acetyl-L-Cystein (NAC) ist die stabile Form der Aminosäure Cystein. Zusammen mit den Aminosäuren Glutaminsäure und Glycin bildet NAC Glutathion, eines der stärksten und wichtigsten körpereigenen Antioxidantien. NAC schützt besonders wirkungsvoll Mitochondrien vor freien Radikalen. NAC kann bedenkenlos nach Herstellerangaben eingenommen werden.

Glutamin: Die nicht essenzielle Aminosäure dient den Immunzellen als Energieträger. Obwohl sie im Organismus hergestellt wird, ist eine zusätzliche Einnahme bei Virusinfektionen empfehlenswert. Es stärkt das Immunsystem. Glutamin kann bedenkenlos nach Herstellerangaben eingenommen werden.

Omega 3: Die beiden Omega-3-Fettsäuren EPA und DHA wirken entzündungshemmend. Die Einnahme ist ohne vorherige Blutuntersuchung möglich. Tägliche Dosis: 2 g bestehend aus einer Mischung aus EPA und DHA.

Nährstoffe für die Energieherstellung: Das Immunsystem braucht Energie, daher ist es empfehlenswert, auch alle Nährstoffe einzunehmen, die für die Energieherstellung benötigt werden.

Nahrungsergänzungsmittel allein werden keine Wunder wirken, wenn gleichzeitig die Essgewohnheiten nicht verändert werden. Die tägliche Ernährung sollte viele Proteine und viel Gemüse enthalten. Leere Kohlenhydrate sollten gestrichen werden.

Stressmanagement

Psychischer Stress ist der größte Feind des Immunsystems. Stress bedeutet immer, dass man sich in einer Situation befindet, die man nicht haben möchte. Man sagt »Nein« zum gegenwärtigen Moment. In einigen Situationen ist das sinnvoll, wenn es wirklich zu viel ist. Dann sollten Aktivitäten gestrichen werden.

In den meisten Situationen sagt man nicht aufgrund der wirklichen Anforderungen »Nein« zum gegenwärtigen Moment, sondern aufgrund individueller Vorlieben und Abneigungen. Man mag lieber auf dem Sofa sitzen und Tee trinken, als einem anstrengenden Kunden zuzuhören. Oder es treten Probleme in einem Projekt auf. Man will sie nicht. Man möchte lieber an neuen Ideen arbeiten, als bestehende Probleme zu lösen. Aber einem bleibt nichts anderes übrig, man muss sie lösen. Das ist sehr anstrengend.

Man kann sich ein »Ja« zum gegenwärtigen Moment angewöhnen. Achtsamkeitsübungen sind sehr hilfreich. Ein »Ja« zum gegenwärtigen Moment reduziert Stress. Man erledigt die Dinge, die zu tun sind, und wehrt sich innerlich nicht gegen sie.

Neben Achtsamkeitsübungen gibt es viele weitere Möglichkeiten, Stress zu reduzieren. Einigen hilft ein Coach, um unbewusste Denk- und Verhaltensmuster zu erkennen. Auch Sport wirkt äußerst effektiv. Besonders während des Ausdauersports wie Laufen, Radfahren, Schwimmen, Inlineskaten, Rudern oder Skilanglauf wird Cortisol, das Stresshormon, abgebaut.

Stress ist oft auch selbst gemacht – natürlich unbewusst. Man setzt sich zu hohe Ziele oder will zu viele Dinge gleichzeitig erreichen. In der Vorstellung gelingt meist alles leicht und schnell. Das tägliche Leben sieht anders aus, viele Vorhaben benötigen viel mehr Zeit und Energie als zuvor angenommen. Manchmal tut es daher gut innezuhalten, zu reflektieren. Was ist zu viel? Und dann einige Tätigkeiten oder Projekte einfach fallen zu lassen. Ihr Geld oder Ihren Erfolg können Sie eh nicht mit in den Tod nehmen. Daher ist es sinnvoll, schon frühzeitig zu überlegen, was Ihnen im Leben wirklich wichtig ist, und sich darauf zu konzentrieren.

Natürlich gibt es weitere Auslöser für Stress: Angst, Aufschieberitis, Perfektionismus und vieles mehr. Egal, woher der Stress kommt, Achtsamkeitsübungen, reflektiertes Nachdenken oder die Unterstützung eines Coaches helfen, die Auslöser zu finden. Wenn man sie kennt, kann man sein Verhalten ändern.

Sport

Für einige von Fatigue schwer Betroffene ist es unvorstellbar, Sport zu treiben. Bereits der Gang zur Toilette bringt sie an ihre Leistungsgrenze. Selbst wenn noch nicht an Sport zu denken ist, sollten sich Fatigue-Patienten täglich an ihre körperliche Leistungsgrenze bringen, auch wenn es nur ein kurzer Spaziergang ist.

Sport fördert auf vielfältige Weise das Immunsystem. Unter anderem hat Sport einen positiven Einfluss auf die Zusammensetzung der Bakterien im Darm. Das Darmmikrobiom beeinflusst wiederum die Immunabwehr. Außerdem kurbelt Sport die Energieherstellung an. Energie, die dann auch dem Immunsystem zur Verfügung steht.

Während der körperlichen Anstrengungen bilden sich vermehrt Immunzellen, vor allem T- und Killerzellen, und zirkulieren durch die Blutbahnen. Falls sich im Blut Bakterien oder Viren befinden, werden sie leichter aufgespürt und unschädlich gemacht. Ca. drei Stunden nach dem Sport sinkt die Konzentration der Immunzellen. Die Zellen verschwinden aber nicht, sondern wandern in andere Organe ab, wie beispielsweise in die Lungen, in den Magen-Darm-Trakt oder die Haut. Dort spüren sie ebenfalls Eindringlinge oder Fremdstoffe auf. Diese

Immunzellen leben nicht ewig. Wer allerdings täglich Sport treibt, der boostet immer wieder sein Immunsystem.

Außerdem entstehen während körperlicher Anstrengung entzündungshemmende Botenstoffe in der Muskulatur. Sie verbreiten sich im gesamten Körper. Sie wirken chronischen Entzündungsreaktionen entgegen. Das Immunsystem muss daraufhin weniger kämpfen.[19]

Schlafen

Schlafmangel führt zu einem erhöhten Cortisolspiegel. Cortisol ist eines der Stresshormone, wirkt aber auch entzündungshemmend, allerdings nur, wenn der Cortisolspiegel nur kurzzeitig erhöht ist. Bei Dauererhöhung verliert es seine entzündungshemmende Wirkung. Stattdessen löst Cortisol dann sogar das Gegenteil aus, es trägt zur Bildung entzündungsfördernder Botenstoffe bei. Chronischer Schlafmangel führt zu einem chronisch erhöhten Cortisolspiegel. Die Stärkung des Immunsystems braucht aber genau das Gegenteil, dauerhaft niedrige Cortisolspiegel.

Während des Schlafs bilden sich vermehrt Immunzellen, das stärkt die Abwehrkräfte. Besonders aktiv sind die Gedächtniszellen des Immunsystems. Ihre Aufgabe besteht darin, Informationen für die Bildung von Antikörpern gegen einen Erreger zu speichern, mit dem der Organismus bereits Kontakt hatte. Dies geschieht vor allem während der Tiefschlafphasen.[20] Daher ist Schlaf so wichtig für ein gutes Immunsystem.

Genug geschlafen haben Sie, wenn Sie morgens aufwachen und das Gefühl haben, ausgeschlafen zu sein. Außerdem sollten Sie bis zum Abend nicht müde werden. Einige brauchen nur sechs Stunden Schlaf pro Nacht, um diesen Zustand zu erreichen, andere mehr als acht Stunden. Jeder Mensch ist anders. Es gibt viele Möglichkeiten, mit denen Sie Ihren Schlaf verbessern können. Mehr dazu finden Sie in meiner Publikation *Das-Schlaf-gut-Buch,* Heyne, 2018.

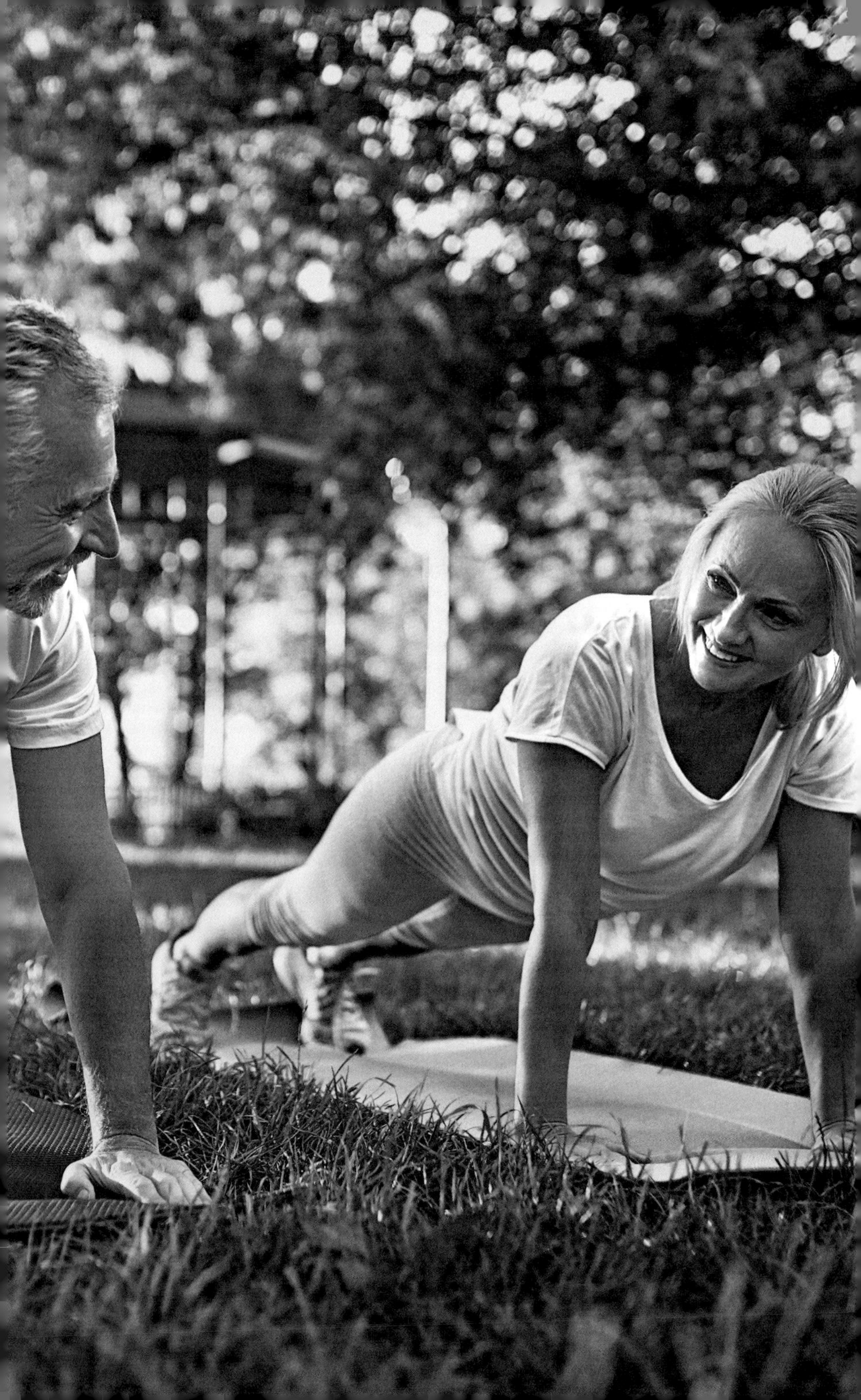

Energie steigern mit Sport, Fasten, Schlaf, Gemüse und Fetten

Der Lebensstil ist für die Energieherstellung entscheidend. Sport und Schlaf lassen mehr Energie entstehen. Eine Low-Carb-Ernährung und Intervallfasten sind ebenfalls effektive Energiebooster.

Sport aktiviert Mitochondrien

Anstrengender Sport führt zu einer negativen Energiebilanz. Die Muskulatur benötigt mehr Energie, als die Mitochondrien herstellen können. Das hört sich nun vielleicht etwas gefährlich an, oje, negative Energiebilanz. Es bewirkt jedoch das Gegenteil. Durch die negative Energiebilanz bilden sich immer mehr Mitochondrien und vorhandene arbeiten immer besser. Das System bereitet sich auf die nächste körperliche Anstrengung vor, es will besser dastehen als zuvor. Genial, denn immer längeres und härteres Training führt zu einer immer besseren Energieherstellung.

Mitochondrien reagieren sowohl kurzfristig auf den erhöhten Energiebedarf während des Sports als auch langfristig auf regelmäßige körperliche Anstrengung.

Kurzfristig steigt die Aktivität des Energiezyklus (Citratzyklus) und der letztlichen Energiegewinnung (oxidative Phosphorylierung). Allerdings können diese beiden Abschnitte nicht ins Unendliche gesteigert werden. Fehlen wichtige Nährstoffe wie Magnesium, gerät die Enzymtätigkeit an ihr Limit. Irgendwann ist Schluss. Vor allem ist Sauerstoff ein begrenzender Faktor. Er nimmt die Elektronen im letzten Schritt der Energieherstellung auf. Ist kein Sauerstoff mehr da, können die Elektronen nirgends mehr hin. Dann wird die Aktivität des zweiten und dritten Abschnitts der Energieherstellung reduziert oder ganz eingestellt. Wie viel Sauerstoff in den Mitochondrien ankommt, hängt wiederum von der Sauerstoffaufnahme in den Lungen, vom Sauerstofftransport durch Hämoglobin und von der Pumpkraft des Herzens ab.

Sport ist ein Genschalter

Sport aktiviert vor allem die AMP-aktivierte Proteinkinase, kurz AMPK. Es handelt sich um ein Enzym, das auf verschiedenen Wegen die Energieherstellung reguliert. AMPK fördert kurzfristig vor allem die Bildung von Energietransportern (NAD^+). Sind mehr von ihnen vorhanden, können mehr Wasserstoffpartikel und Elektronen vom Energiezyklus (Citratzyklus) zur endgültigen Energieherstellung (oxidative Phosphorylierung) transportiert werden. Bei gesteigerter Abfuhr der Energie wird der Zyklus schneller mit neuen energiereichen Coenzymen (Acetyl-CoA) beladen. Insgesamt entstehen mehr Energieträger in Form von ATP.

Außerdem wirkt AMPK als Genschalter. Das Enzym aktiviert das Ablesen von Genen, die Informationen zur Bildung neuer Mitochondrien enthalten.[1] Regelmäßiger Sport erhöht somit die Anzahl der Mitochondrien in den Zellen. Das ist die Langzeitwirkung des Sports. Dazu muss man sich mehrmals wöchentlich – am besten täglich – körperlich anstrengen.

Durch Sport schließen sich Mitochondrien außerdem zu größeren Verbünden zusammen, wodurch sie ihre Effizienz steigern. Sie produzieren dann aber nicht nur während körperlicher Anstrengung mehr Energie, sondern die ganze Zeit. Das fühlt sich gut an, fördert das Immunsystem und hält jung.

Durch Sport sterben schlechte Mitochondrien

Regelmäßiger Sport hat noch einen ganz besonderen Effekt: Er lässt leicht geschädigte Mitochondrien oder Mitochondrienteile absterben. Der Vorgang ähnelt dem des programmierten Zelltods, der Apoptose. Allerdings sterben nicht ganze Zellen ab, sondern nur einzelne Mitochondrien oder Teile von ihnen. Das Ereignis wird Mitophagie genannt. Die durch Sport ausgelöste Mitophagie findet vor allem in Muskel- und Knochenzellen und den Zellen des Herzens statt. Da sich durch die körperliche Anstrengung vermehrt neue Mitochondrien bilden, macht es nichts. Das Gegenteil ist sogar der Fall. Es verbessert insgesamt die Qualität der Mitochondrien. Schlechte werden aussortiert und neue, gute bilden sich.[2]

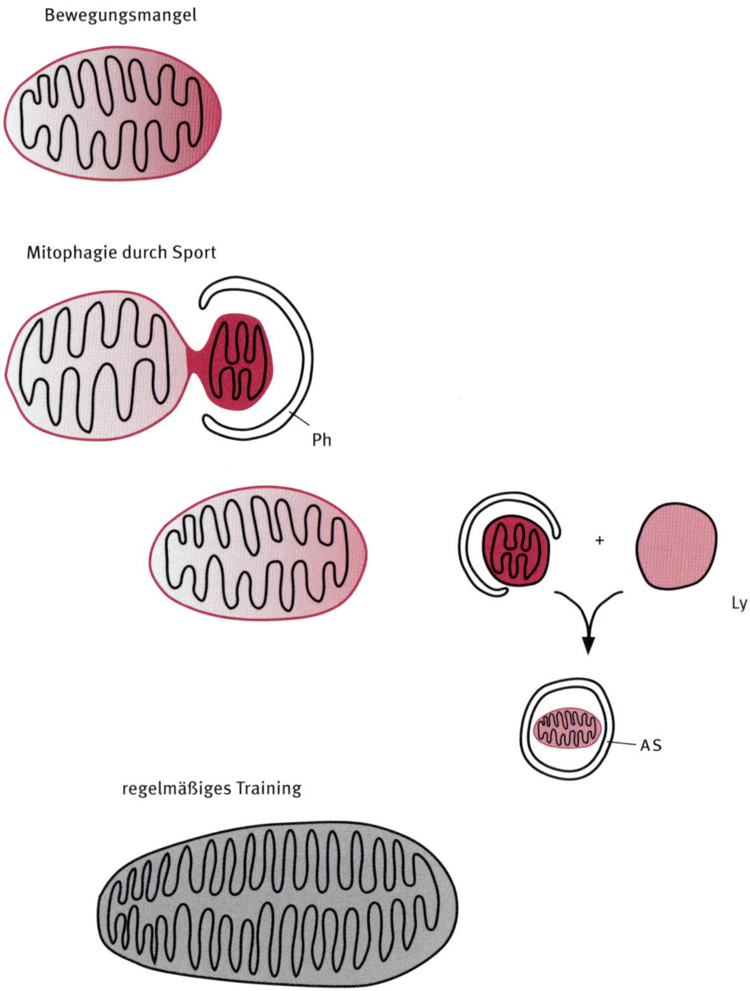

Mitophagie durch Sport: Beschädigte Mitochondrienteile werden beseitigt und erneuert.
Ph: Membran, die sich um zu entfernende Zellbestandteile legt.
Ly: Lysosom, es enthält eine Flüssigkeit zum Abbau von körpereigenen Stoffen.
AS: Autolysosom, so wird die Verbindung aus Membran und Lysosom zur Vernichtung von Stoffen bezeichnet.

Freie Radikale vom Sport wirken aktivierend

Durch Sport entstehen freie Radikale. Sie wirken aber ganz anders als die freien Radikale, die sich durch den kontinuierlichen Verzehr von leeren Kohlenhydraten bilden. Einerseits sind die durch Sport auftretenden freien Radikale nur für kurze Zeit aktiv. Weil sich nach dem Sport keine weiteren bilden, können sie alle entschärft werden. Andererseits wirken sie als Signal. Sie zeigen den erhöhten Energiebedarf an, wodurch die Mitochondrien langfristig immer aktiver werden.[3]

Nüchternläufe sind besonders effektiv

Wissenschaftler des renommierten Karolinska-Institutes in Stockholm, Schweden, wollten wissen, welche Art des Sports die Aktivität und die Bildung neuer Mitochondrien besonders gut fördert. Sie fanden heraus, dass »Low Glycogen Training« besonders gut wirkt. Low Glycogen heißt niedriges Glykogen, das hat man, wenn man auf leere Kohlenhydrate verzichtet. Das hat man auch besonders am Morgen, wenn die letzte Mahlzeit zehn bis zwölf Stunden zurückliegt.

Das zeigt mir wieder einmal, dass ich schon vor 25 Jahren mit den morgendlichen Nüchternläufen goldrichtig lag. In den vielen Seminaren, die ich damals gab, drängte ich die Teilnehmer zum morgendlichen Lauf. Ich wurde oft belächelt oder der Kopf wurde geschüttelt. Die Wissenschaftler vom Karolinska-Institut bringen Jahre später den Beweis. Wer nüchtern und somit mit besonders niedrigem Glykogenspiegel trainiert, der steigert die Energieherstellung in jeder Zelle besonders effektiv.[4]

Das zeigt auch, dass die große Portion Nudeln vorm Ausdauertraining kontraproduktiv ist. Der Trainingseffekt lässt daher nach. Außerdem zeigt es, dass Powergels oder andere Kohlenhydratkonzentrate während des Trainings nicht zur Leistungssteigerung beitragen. Man übersteht eine anstrengende Trainingseinheit mit ihnen besser. Das war es aber auch schon. Nur langfristig bringen sie wenig. Ideal sind sie hingegen für den Wettkampf! Wettkampf ist nicht Training. Beim Wettkampf geht es um Spitzenleistungen an einem bestimmten Tag. Wenn die Energie im Keller ist, geben sie einem den nötigen Push. Man kann die Spitzenleistung weiter erbringen. Im Training braucht man das nicht. Da ist es sogar gut, wenn die Energie im Keller ist. Die negative Energiebilanz aktiviert Mitochondrien, wie bereits gesagt, und führt langfristig zur Energiesteigerung.

Energie aus Gemüse und Fetten

Gesunde Mitochondrien nutzen sowohl Kohlenhydrate aus Gemüse und Obst als auch Fette zur Energieherstellung. Direkt nach einer Mahlzeit werden vor allem Kohlenhydrate verwendet. Sind sie aufgebraucht, schalten die Mitochondrien auf die Energieherstellung aus Fettsäuren um. Sinkt im Blut die Konzentration der Fette unter eine gewisse Schwelle, werden die Fettpölsterchen an Bauch, Po und Beinen mobilisiert. Man nimmt ab.

Wie anfangs beschrieben sind Kohlenhydrate nicht gleich Kohlenhydrate. Gemüse enthält, auf sein Gewicht bezogen, viel weniger Kohlenhydrate als Produkte aus Mehl. In 200 Gramm Blumenkohl stecken vier Gramm Kohlenhydrate, 200 Gramm Baguette enthalten hingegen 100 Gramm und in 200 Gramm gekochten Nudeln sind 61 Gramm Kohlenhydrate enthalten.

Kohlenhydrate: Die Menge und die Art machen's

In Gemüse stecken nicht nur viel weniger Kohlenhydrate, sie sind auch komplexer gebaut als die in Weißmehlprodukten und Zucker. Die Kohlenhydrate im Gemüse sind größer und verschachtelter. Komplexe Kohlenhydrate werden erst zerkleinert, bevor sie für die Herstellung von Energie infrage kommen. Das kostet Zeit. Das ist gut, denn somit kommt es nicht zu dem gefährlichen Anstieg des Blutzuckers. Bleibt er unten, gelangt auch nicht so viel Glukose in die Mitochondrien. Die Minikraftwerke können in einem ruhigen Tempo Energie herstellen und werden nicht in den schädlichen Turbogang katapultiert. Aber nicht nur die Komplexität der Kohlenhydrate ist entscheidend, die Mengen sind es auch. Gemüse enthält viel weniger Kohlenhydrate als Brot, Nudeln, Reis und Kartoffeln.

Komplexe Kohlenhydrate sind auch im Vollkornbrot enthalten. Das ist trotzdem nicht gesund, denn die Menge ist schlichtweg zu hoch. 200 Gramm Roggenvollkornbrot enthalten 75 Gramm Kohlenhydrate.

Fette für die gesunde Energieherstellung

Gute Fette sind vor allem in Eiern, Fleisch, Fisch, Butter, Ölen, Milchprodukten und Nüssen enthalten. Fette kommen an die Reihe, wenn Kohlenhydrate aufgebraucht sind. Werden Fette zur Herstellung von Energie genutzt, läuft das System in einem gesunden, ruhigen Tempo.

Besteht die Ernährung aus einer guten Mischung aus tierischen Produkten, Nüssen, Ölen, Gemüse und etwas säuerlichem, heimischem Obst, befindet sich die Energieherstellung kontinuierlich im gesunden Bereich. Die dabei entstehenden freien Radikale können von den vorhandenen Antioxidantien entschärft werden.

Darmbakterien mögen Ballaststoffe

In Gemüse und Obst sind nicht nur Kohlenhydrate enthalten, die für die Energieherstellung genutzt werden, sondern auch weitere. Sie sind so komplex und groß, dass sie der Organismus gar nicht aufnimmt. Das sind die Ballaststoffe. Sie verbleiben im Darm und erfüllen dort wichtige Funktionen.

Darmbakterien nutzen Ballaststoffe zur Bildung essenzieller Produkte. Unter anderem entstehen kurzkettige Fettsäuren und Urolithine.

Butyrat zählt zu den kurzkettigen Fettsäuren, es nimmt eine besonders wichtige Rolle ein. Vom Darm wandert Butyrat in alle Körperzellen. Dort angekommen, aktiviert sie die kurzkettige Fettsäure AMPK, woraufhin sich neue Mitochondrien bilden. Butyrat wirkt somit ähnlich wie Sport und Intervallfasten.

Zusammen mit Urolithin A fördert Butyrat außerdem die Sauerstoffaufnahme der Muskulatur und insgesamt die Funktion der Mitochondrien. Diese positiven Veränderungen sind vergleichbar mit denen, die durch körperliches Training erfolgen. Man kann sich im wahrsten Sinne des Wortes fit essen. Aber nicht mit Zucker und leeren Kohlenhydraten, wie es viele glauben, sondern mit Ballaststoffen aus Gemüse, Obst, Beeren und fermentiertem Soja. Urolithin A kommt übrigens in keinen Nahrungsmitteln vor, es wird ausschließlich von Darmbakterien gebildet, insbesondere aus Obst, Beeren und Nüssen.

Ballaststoffe aus Gemüse und Obst setzen eine positive Feedbackschleife in Gang. Steigt die Konzentration von Butyrat und Urolithin A im Darm, vermehren sich gesundheitsfördernde Darmbakterien. Daraufhin steigt wiederum die Bildung von Butyrat und Urolithin A, was nicht nur das Mikrobiom des Darms dauerhaft gesund hält, sondern auch die Mitochondrien.[5]

Grünes gegen freie Radikale

Grünes Gemüse enthält Chlorophyll. Es gibt Pflanzen ihre Farbe, aber vor allem brauchen sie den Stoff, um Fotosynthese betreiben zu können. Isst man grünes Gemüse oder Salat, nimmt man auch Chlorophyll auf, was sich positiv auf die Energieherstellung auswirkt.

Einerseits enthält Chlorophyll Magnesium. Den Mineralstoff, an dem es so vielen Menschen fehlt. Wer mehr grünes Gemüse und Salat isst, nimmt somit mehr Magnesium auf. Genutzt wird der Mineralstoff unter anderem von den Enzymen, die an der Energieerzeugung beteiligt sind. Auch für die Speicherung der Energieträger (ATP) wird Magnesium benötigt.

Andererseits hat Chlorophyll eine antioxidative Wirkung. Ebenso wie Glutathion, Vitamin C und E entschärft Chlorophyll freie Radikale. Das schützt Enzyme, Proteine und die mtDNA und trägt somit langfristig zu einer gesunden Energieherstellung bei.[6] Grünes Gemüse und Salat liefern die gesunde Doppelpackung: komplexe Kohlenhydrate für die Energieherstellung und Chlorophyll für die Entschärfung der freien Radikale, die natürlicherweise bei der Energieherstellung entstehen. Ganz anders als ein Weißmehlbrötchen. Es liefert einen Energieüberschuss, viel zu viele freie Radikale entstehen, es enthält aber keine Stoffe, die den schädlichen Radikalen entgegenwirken.

Weniger essen – mehr Energie

Weniger essen fördert die Gesundheit, das haben mittlerweile etliche Studien gezeigt. Ich rede hier natürlich nicht von Unterernährung, an der leider immer noch Millionen von Menschen leiden. Ich rede hier auch nicht von Unterernährung aufgrund einer Essstörung wie Magersucht. Weniger heißt vielmehr genetisch korrekt. Denn was heute durchschnittlich in den Industrienationen verschlungen wird, ist nicht normal, das ist viel zu viel und vor allem zu viel vom Falschen.

Drei Mahlzeiten für die Fabrikarbeiter

Frühstück, Mittagessen, Abendbrot. Das gilt heute als normal, doch war es das für die längste Zeit der Menschheitsgeschichte nicht. Wir müssen nicht einmal zurück in die Steinzeit gehen.

Die Römer aßen meist nur einmal am Tag, und zwar zur Mittagszeit. Mehr als eine Mahlzeit galt als Völlerei und war verpönt. Diese Ansicht hielt sich bis ins Mittelalter.

Erst im 17. Jahrhundert begannen vor allem Fürsten und Adelige den Tag mit einem Frühstück. Bauern hingegen aßen meist nur mittags etwas Brot und Käse auf dem Feld und nach der Arbeit, am späten Nachmittag, eine gekochte Mahlzeit.

Drei Mahlzeiten pro Tag haben sich erst mit der industriellen Revolution im 19. Jahrhundert etabliert. Die Fabrikarbeiter mussten morgens und mittags etwas essen, um die harte Arbeit zu überstehen. Das Abendessen hat sich nicht nur aus der Notwendigkeit heraus, am nächsten Tag wieder körperliche Höchstleistungen erbringen zu müssen, etabliert, sondern schlichtweg aufgrund der Tatsache, dass es elektrisches Licht gab. Somit konnte noch gekocht und gegessen werden, selbst wenn es draußen schon dunkel war.

Die Ureinwohner Nordamerikas kannten keine festen Essenszeiten. Sie aßen, wenn sie hungrig waren. In den Augen der europäischen Eroberer galt das als unkultiviert.[7]

16:8 heilt Mitochondrien

Das Weglassen des Frühstücks oder des Abendessens bezeichnet man als intermittierendes Fasten oder als Intervallfasten. Besonders beliebt ist ein 16:8-Rhythmus: 16 Stunden nichts essen und in den verbleibenden acht Stunden eines Tages etwa zwei Mahlzeiten verspeisen. Oder nur eine und einen Snack. Diese Art der Ernährung ist so gesund, weil es die Kohlenhydratspeicher leer fegt, besonders wenn auch in den Zeiten der Nahrungsaufnahme auf leere Kohlenhydrate, wie sie in Brot, Nudeln, Pizza oder Reis vorkommen, verzichtet wird. Sind die Kohlenhydratspeicher leer, schalten die Mitochondrien um, auf die Energieherstellung aus Fetten.

Da während der Energieherstellung aus Fetten weniger freie Radikale entstehen als während der Energieherstellung aus Kohlenhydraten, ist sie besonders gut für die Gesundheit der Mitochondrien. Aber es passiert noch mehr. Während der Zeiten ohne Nahrungsnachschub werden beschädigte Proteine und Enzyme beseitigt. Isst man hingegen drei oder noch mehr Mahlzeiten, findet diese Aufräumaktion weniger häufig oder überhaupt nicht statt. Immer mehr geschädigte Proteine und Enzyme sammeln sich in den Mitochondrien an.

Während der Fastenstunden wird außerdem AMPK aktiv, das Enzym, das auch durch Sport und den Verzehr von Gemüse angeschaltet wird. AMPK führt zur Bildung neuer Mitochondrien. Weniger essen verbessert somit die Energieversorgung des Körpers. Weniger ist mehr.

Ketonkörper aktivieren Gene

Während der täglichen Fastenzeiten bilden sich außerdem Ketonkörper. Sie werden vor allem vom Gehirn als Energiequelle genutzt. Ketonkörper wirken aber auch als Genschalter. Unter anderem aktivieren sie Gene, die zur Bildung neuer Mitochondrien führen. Langfristig nimmt somit die Menge an Minikraftwerken zu. Kurzfristig stellen Ketonkörper Gene an, deren Aktivität zur vermehrten Synthese von Energietransportern (NAD^+) führen. Steigt ihre Konzentration, können mehr Wasserstoffpartikel und Elektronen vom Energiezyklus (Citratzyklus) zur letztlichen Energieherstellung (oxidative Phosphorylierung) transportiert werden. Die Menge an neu gebildeten Energieträgern (ATP) nimmt zu.[8]

Im Schlaf Energie tanken

Schlaf ist essenziell. Kompletter Schlafentzug wirkt tödlich, dafür braucht es nur ungefähr elf Tage. Während der Nacht, besonders in den Tiefschlafphasen, wird der Körper aufgeräumt und repariert. Die Muskulatur bleibt größtenteils ruhig und braucht daher viel weniger

Energie als während der Wachphasen. Das Gehirn, der Darm und einige andere Organe benötigen nachts jedoch sehr viel Energie, sie arbeiten auf Hochtouren, doch merken wir nichts davon.

Nach einer erholsamen Nacht steht man morgens auf und fühlt sich wie neugeboren. Neugeboren ist man zwar nicht, aber doch rundum erneuert. Beschädigte Zellen wurden zerstört und abtransportiert, giftige Substanzen entfernt, neue Zellen gebildet. All das wirkt sich auf die Energieherstellung des gesamten Körpers aus. In neuen, gesunden Zellen funktioniert sie besser als in alten, kränkelnden. Schlagen sich Zellen nicht mit giftigen Substanzen rum, was Energie kostet, bleibt mehr für ihre normalen Aufgaben übrig. Ein ausgeglichener Wechsel zwischen Wachphasen und Schlaf ist daher für ein langes und gesundes Leben außerordentlich wichtig.

Energieverbrauch lässt gut schlafen

Energie macht wach. Doch was lässt einen müde werden? Interessanterweise ist es unter anderem ein Abbauprodukt von ATP. Wurde viel Energie während des Tages verbraucht, ist man abends müde. Daher ist Laufen ein so gutes Schlafmittel. Natürlich nur, wenn man es nicht zu spät am Abend betreibt, denn dann macht es erst einmal wach.

Gibt ATP eine Phosphatgruppe ab, wird Energie frei, die unter anderem von Muskelproteinen genutzt wird. Es entsteht Adenosindiphosphat (ADP), das wieder mit Energie beladen werden kann. Ein Teil des ATPs zerfällt jedoch in seine Einzelteile, nachdem es seine Energie abgegeben hat. Dabei entsteht Adenosin.

Adenosin wirkt zusammen mit dem Schlafhormon Melatonin. Ist die Konzentration beider Moleküle hoch, schläft man gut. Ist nur die Melatonin-, aber nicht die Adenosinkonzentration hoch, nimmt die Schlafqualität bereits ab. Adenosin wirkt als Neurotransmitter, es blockiert die aktivierend wirkenden Botenstoffe Dopamin, Acetylcholin und Noradrenalin. Besonders hohe Adenosinwerte entstehen nach einem körperlich anstrengenden Tag. Wer nicht hart auf dem Bau, als Erzieher,

Köchin oder in der Landwirtschaft arbeitet, der muss täglich Sport treiben, um abends ausreichend Adenosin im Organismus zu haben. Anstrengenden Sport. Körperliche Anstrengung ist eines der besten Mittel gegen Schlafstörungen. Jetzt wissen Sie auch, warum: Adenosin macht's.

Diese Zusammenhänge zeigen die Genialität der Evolution. Energieverbrauch muss ermüdend wirken, damit der Körper im Schlaf wieder repariert und runderneuert werden kann. Die Evolution wählt für diesen Mechanismus den kürzesten Weg. Genau das Molekül, das beim Energieverbrauch entsteht, entfaltet diese Wirkung.

Adenosin wird während der Nacht abgebaut. Seine blockierende Wirkung lässt nach. In den frühen Morgenstunden steigt die Synthese von Dopamin, Acetylcholin und Noradrenalin wieder an. Man wacht auf, ist erholt und motiviert.[9] Man freut sich auf den neuen Tag.

Melatonin wirkt antioxidativ

Am Abend nimmt die Melatoninausschüttung zu. Das Hormon macht müde. Während der Tiefschlafphasen kommt es noch einmal zur vermehrten Freisetzung des Schlafhormons. Melatonin lässt uns nicht nur tief und fest schlafen, es wirkt auch antioxidativ. Es entschärft freie Radikale.

Ausgeschüttet wird Melatonin am Abend und während der Tiefschlafphasen von der Zirbeldrüse, das ist ein bestimmter Teil des Gehirns. Sie wird auch Epiphyse genannt. Von da aus verbreitet sich Melatonin im gesamten Organismus. Aber nicht gleichmäßig, in den Mitochondrien ist die Melatoninkonzentration besonders hoch. Die Minikraftwerke verfügen über einen speziellen Transporter, mit dem sie Melatonin in ihr Inneres verfrachten können, und das tun sie auch fleißig. Aus gutem Grund, denn Melatonin entschärft freie Radikale, die sich in geringen Mengen natürlicherweise die ganze Zeit in den Mitochondrien bilden. Melatonin erhöht außerdem die Aktivität von Glutathion, einem der stärksten Antioxidantien, das der Körper besitzt.

Zudem optimiert Melatonin den Spannungsunterschied zwischen

den Membranen. Verglichen mit einer Batterie würde es bedeuten, dass Melatonin für eine bestmögliche Ladung sorgt.

Bei einer hohen Melatoninkonzentration schließen sich Mitochondrien vermehrt zusammen, was ein Anzeichen für gutes Funktionieren ist. Außerdem lässt Melatonin – wie Sport – beschädigte Mitochondrien oder beschädigte Mitochondrienteile absterben. Dadurch verbessert sich die Qualität der Minikraftwerke.

Gebildet wird Melatonin ausgerechnet in den Mitochondrien der Zellen der Zirbeldrüse. Die wichtigen Kraftwerke können viel mehr als nur Energie herstellen. Im Dunkeln sind daher die Mitochondrien der Zirbeldrüsenzellen größer und aktiver als bei Tageslicht. Werden Versuchstiere Dauerlicht ausgesetzt, zeichnen sich schnell Schäden in den Mitochondrien der Zellen der Zirbeldrüse ab.

Wissenschaftler gehen aber davon aus, dass nicht nur die Mitochondrien der Zirbeldrüsenzellen Melatonin synthetisieren, sondern alle Mitochondrien. Allerdings wird das Schlafhormon besonders von der Zirbeldrüse ausgeschüttet. Mitochondrien in Leber- oder Herzzellen behalten ihr Melatonin für sich. Es schützt sie vor der zerstörerischen Wucht der freien Radikale.[10]

Die Schilddrüse macht's

Schilddrüsenhormone verändern sowohl kurz- als auch langfristig die Energieherstellung. Sie geben Signale, damit mehr Energie entsteht, wenn man Laufen geht. Sie geben auch Signale, wenn nicht mehr so viel Energie benötigt wird wie beispielsweise für einen ruhigen Abend auf der Terrasse. Das sind die kurzfristigen Anpassungen des Organismus auf verschiedene Situationen, hierfür ist vor allem das Schilddrüsenhormon T2 verantwortlich. T2 wirkt direkt auf die Aktivität der Enzyme und Proteine in den Mitochondrien.

Dann gibt es langfristige Veränderungen. Wer täglich läuft, Rad fährt oder schwimmt, braucht mehr Energie als jemand, der sitzt – am

Frühstückstisch, am Schreibtisch, am Restauranttisch. Der Organismus stellt sich darauf ein. Das Schilddrüsenhormon T3 ist an der langfristigen Regulation beteiligt. Es aktiviert Gene, die für die Herstellung der Enzyme und Proteine in den Mitochondrien verantwortlich sind. Weiterhin beeinflusst T3 die Zusammensetzung der mitochondrialen Membranen, die sich auf die Energieherstellung auswirkt. Außerdem reguliert das Schilddrüsenhormon die Genaktivität zur Bildung neuer Mitochondrien.[11]

Schilddrüsengesund – ein Leben lang

Gut funktionierende Schilddrüsenhormone sind für die Regulation der Energieherstellung außerordentlich wichtig. Schilddrüsenhormone bestehen zum Großteil aus einer einzigen Aminosäure: Tyrosin. Sie kommt vor allem in Fleisch, Geflügel, Fisch und Milchprodukten vor, steckt aber auch reichhaltig in Tofu. Tyrosin gibt es zudem als Nahrungsergänzungsmittel zu kaufen. Neben Tyrosin braucht der Organismus Jod. An Jod mangelt es leider sehr vielen Menschen in Mitteleuropa. Kein Wunder, denn Jod kommt hier kaum im Boden vor, und wer isst schon mehrmals wöchentlich Fisch und Algen? Selbst jene, die fleißig Jodsalz verwenden, sind meist nicht ausreichend versorgt. Auch wenn die Blutuntersuchung mit etwas mehr als 60 EUR teuer ist, sie lohnt sich.

Aus Tyrosin und Jod bildet der Organismus das Schilddrüsenhormon T4, das ist die Form, in der es gespeichert werden kann. Diese Form ist inaktiv. T4 hat somit überhaupt keinen Einfluss auf die Energieherstellung, es ist nur da, aber wirkt nicht.

Ein bestimmtes Enzym aktiviert T4, das dann zu T3 wird. Das Enzym funktioniert aber nur, wenn ihm ausreichend Selen zur Verfügung steht. Außerdem wird für die Aktivierung Zink und Eisen benötigt. An leichten bis schweren Selenmängeln leidet fast ein jeder hierzulande. Müsste nicht sein. Problemlos kann man den Selenspiegel regelmäßig messen lassen und die Mängel mit einem Nahrungsergänzungsmittel ausgleichen. Selen ist nicht einmal teuer. Auch Eisenmangel ist weitverbreitet. Müsste auch nicht sein: messen, einnehmen, fertig. Zinkmängel sind etwas weniger verbreitet, kommen aber durchaus vor. Besonders häufig fehlt Patienten mit Neurodermitis Zink. Bei ihnen ist meist die Zinkaufnahme aus dem Darm gestört.

Damit Schilddrüsenprobleme und infolgedessen Energieprobleme gar nicht erst entstehen, sollte man auf die Versorgung mit Tyrosin, Jod, Selen, Eisen und Zink sehr achten. Aber nicht nur das, psychischer Stress setzt der Schilddrüse schnell zu. Dauerstress darf nicht sein. Den muss man ernst nehmen und etwas dagegen unternehmen.

Was bei Schilddrüsenproblemen hilft

Ist die Schilddrüse bereits geschädigt, ist die Situation etwas schwieriger, aber nicht ausweglos. Mit eines der häufigsten Probleme ist die Autoimmunerkrankung Hashimoto. Das eigene Immunsystem greift Schilddrüsenzellen an. Die geschädigten Zellen können daraufhin nicht mehr ausreichend Schilddrüsenhormone herstellen. Dann hilft auch kein Tyrosin und kein Jod, die Schilddrüsen können die Stoffe nicht verwerten. Zunächst nicht, aber wenn es der Schilddrüse wieder besser geht, helfen die Stoffe sehr wohl.

Das grundlegende Problem ist die Autoimmunreaktion. Meist entsteht sie, weil das Immunsystem überfordert ist, durch zu viele Kohlenhydrate, zu viele Toxine wie Alkohol, Nikotin oder andere Giftstoffe (z. B. Bisphenol A (BPA) aus Kunststoffen), zu viel psychischen Stress und zu wenig essenzielle Nährstoffe, vor allem Proteine, zu wenig Bewegung und zu wenig Gemüse für einen gesunden Darm. Entsprechende Lebensstilveränderungen geben dem Immunsystem seine Stärke zurück, Autoimmunreaktionen nehmen ab. Das braucht natürlich seine Zeit und für viele bedeutet es, dass sie während dieser Zeit weiterhin auf eine medikamentöse Hormontherapie angewiesen sind.

Besonders wirksam ist Vitamin D – in der richtigen Dosis. Meist wird es viel zu vorsichtig eingenommen. Vitamin D stimuliert ein Interferon, das ist ein bestimmter Botenstoff des Immunsystems. Er trägt zur Heilung von Autoimmunerkrankungen bei.

Zur Heilung von Hashimoto sollte der Vitamin-D-Spiegel zwischen 70 und 80 ng/ml liegen. Bei starken Mängeln lohnt eine Stoßtherapie mit 10 000 bis 20 000 I. E. über mehrere Tage. Viele benötigen danach 5000 bis 6000 I. E. pro Tag, um einen gesunden Spiegel aufrechtzuerhalten. Jeder Mensch ist anders, daher sollte man regelmäßig nachmessen lassen, um die individuelle ideale Dosierung herauszufinden. Zu Beginn der Einnahme sollte eine Messung alle zwei Monate erfolgen. Wenn man ein Gefühl für die individuelle richtige Dosis erhalten hat, sollte das Blut halbjährlich untersucht werden.

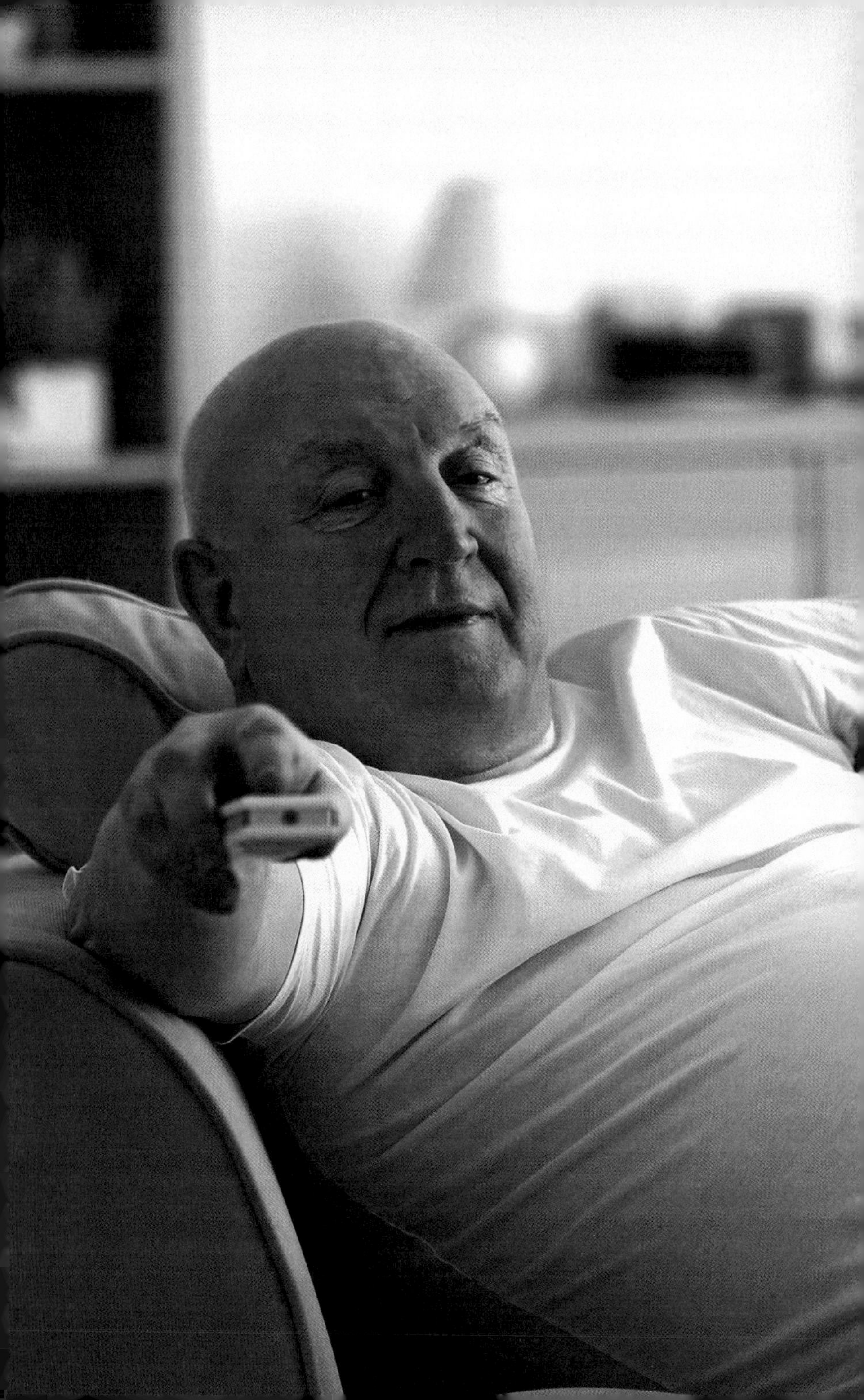

Was die Energieherstellung behindert

Leere Kohlenhydrate und Bewegungsmangel sind die größten Energieräuber. Beides lässt sich leicht im Blut messen. Darüber hinaus stören Giftstoffe wie Alkohol die Energieherstellung.

Energiekiller Kohlenhydrate

Energie kann zwar aus Kohlenhydraten wie aus Fetten hergestellt werden, aber zu viele Kohlenhydrate bringen das System aus der Balance. Beginnt der Tag mit einer Schüssel Müsli, Haferflocken oder sogar mehreren Brötchen mit Marmelade und Nuss-Nougat-Creme, steigt bereits der Blutzuckerspiegel. Zu viele Kohlenhydrate gelangen zu schnell in die Mitochondrien. Folgt wenige Stunden später das Mittagessen mit Pizza oder Nudeln oder, weil es schnell gehen muss, mit einem belegten Baguette vom Bäcker, werden Mitochondrien ein weiteres Mal mit Kohlenhydraten überschüttet. Werden am Nachmittag noch ein paar Süßigkeiten oder ein Stück Kuchen genascht, kommt das System nicht zur Ruhe. Wenn es am Abend dann noch Brot mit Aufschnitt oder eine Reispfanne gibt, werden Mitochondrien fast ununterbrochen von Kohlenhydraten erdrückt. Die Energieherstellung schaltet nie um. Fette werden nicht genutzt.

Glukose bringt die Energieherstellung durcheinander

Werden ununterbrochen leere Kohlenhydrate für die Energieherstellung genutzt, läuft das System auf Hochtouren. Viel zu viele freie Radikale entstehen. Sie schädigen Proteine, Enzyme und die mtDNA, sodass die Mitochondrien immer weniger Energie herstellen können, obwohl ihnen Glukose im Übermaß zur Verfügung steht. Zu hohe Glukosekonzentrationen sind jedoch gefährlich, daher müssen sie weg. Sie werden in Fette, vor allem in Triglyceride, umgebaut und in den Fettzellen abgelagert. Teilweise sind die Mitochondrien derart geschädigt, dass der zweite und dritte Abschnitt der Energieherstellung nicht mehr funktionieren. Energie wird dann fast nur noch aus dem ersten Abschnitt der Energieherstellung gewonnen.

Selbst wenn Mitochondrien noch nicht stark beschädigt sind, werden der zweite und der dritte Abschnitt der Energieherstellung bei sehr hohen Glukosekonzentrationen abgeschaltet. Diese kurzfristige Veränderung in den Zellen heißt Crabtree-Effekt, benannt nach seinem englischen Entdecker Herbert Grace Crabtree. Hält der Zustand über einen langen Zeitraum an, spricht man vom Warburg-Effekt. Er wird typischerweise in vielen, aber nicht allen Krebszellen beobachtet. Energie wird vorrangig mithilfe des ersten Abschnitts der Energieherstellung gewonnen. Dabei entsteht viel Laktat, das ist auch typisch für Krebszellen.

Der Crabtree-Effekt wurde von Wissenschaftlern aus Kalifornien 2019 auch bei diabetischen Nierenerkrankungen nachgewiesen. Der zu hohe Blutzucker schaltet die zwei letzten Abschnitte der Energieherstellung aus. Das bringt erhebliche weitere Konsequenzen mit sich, vor allem sammeln sich Stoffe wie Laktat an, die in zu hohen Konzentrationen schädlich sind.[1]

Zu viele leere Kohlenhydrate bringen die Energieherstellung durcheinander. Nicht nur in den Nieren von Diabetikern. Das ist nur die Spitze des Eisberges. In abgeschwächter Form bringen hohe Blutzuckerkonzentrationen auch die Energieherstellung von Nichtdiabetikern durcheinander.

Zu viel Insulin im System

Glukose ist gefährlich. Unter anderem greift sie die Gefäßwände an. Daher wird sie so schnell wie möglich aus dem Blutkreislauf befördert. Dafür zuständig ist das Hormon Insulin. Es wird in der Bauchspeicheldrüse gebildet. Auf jede kohlenhydratreiche Mahlzeit folgt prompt die Insulinausschüttung. Folgt eine kohlenhydratreiche Mahlzeit der nächsten, schüttet die Bauchspeicheldrüse unentwegt Insulin aus. Unter dem Insulindauerbeschuss verlieren die Zellen ihre Sensitivität gegenüber dem Hormon. Sie reagieren einfach nicht mehr auf das Signal und nehmen immer weniger Glukose aus dem Blutkreislauf auf. Das merkt die Bauchspeicheldrüse und reagiert. Prompt produziert sie noch mehr

Insulin. Langfristig führt das zur Insulinresistenz und nach einiger Zeit zu Diabetes Typ 2. Davon betroffen sind nicht nur Übergewichtige.

Bereits bei einer beginnenden Insulinresistenz kommt es in vielen Zellen zu Energieengpässen, denn das Hormon steuert die Aufnahme von Glukose in die Zellen. Reagieren sie nicht mehr auf Insulin, nehmen sie keine Glukose mehr auf. Die Situation ist wirklich fatal, denn solange der Insulinspiegel im Blut hoch ist, können auch keine Fette für die Energieherstellung genutzt werden. Dafür ist ebenfalls Insulin verantwortlich. Die Zellen schwimmen bildlich in Nahrung, verhungern aber, weil sie sie nicht aufnehmen können. Zellen können dadurch in einen solch gewaltigen Energiemangel geraten, dass sie absterben. Mittlerweile wird angenommen, dass diese Art des Energiemangels maßgeblich zur Entstehung von Alzheimer beiträgt. Die Erkrankung wird bereits als Diabetes Typ 3 bezeichnet.

Tragischerweise bleibt der Energiemangel aufgrund einer Insulinresistenz oft unerkannt, weil nur der Blutzucker, aber nicht der Nüchterninsulinspiegel standardmäßig untersucht wird. Der Blutzucker kann über Jahre oder Jahrzehnte im normalen Bereich liegen, bei gleichzeitig stark erhöhten Insulinwerten. Erst die zusätzliche Untersuchung des Insulins zeigt, wie sehr der Körper kämpft, um den Blutzucker unten zu halten. Diese Schieflage bleibt oft sehr lange Zeit unentdeckt. Die Energieherstellung leidet trotzdem, und zwar extrem. Von einer Insulinresistenz sind nicht nur Übergewichtige betroffen. Einige Wissenschaftler gehen mittlerweile davon aus, dass unerkannte Insulinresistenzen in erheblichem Maß zur Entstehung fast jeder chronischen Erkrankung beitragen.[2]

Jeder Hausarzt kann das Nüchterninsulin und den Nüchternblutzucker messen. Die Ergebnisse sind für den ein oder anderen ein Augenöffner. Auf die Blutuntersuchungen gehe ich später etwas genauer ein.

Auch Fruktose ist schädlich

Fruktose, oder auch Fruchtzucker genannt, lässt den Insulinspiegel nicht ansteigen. Daher werden häufig Honig, Agavendicksaft oder Dattelzucker als gesunde Süßungsmittel dargestellt. Stimmt nicht! Sie schaden ebenfalls den Mitochondrien, nur auf einem anderen Weg. Fruktose wird vor allem in der Leber verstoffwechselt. Als Abbauprodukt entsteht Harnsäure. Sie wird aber nicht ausgeschieden, sondern verteilt sich über den Blutkreislauf im gesamten Organismus. So dringt sie bis in die verschiedenen Körperzellen und in die Mitochondrien vor. Erhöhte Harnsäurekonzentrationen führen dort zur vermehrten Bildung freier Radikale. Diese freien Radikale schädigen Enzyme, Proteine und die mtDNA genauso wie die freien Radikale, die während der Energieherstellung aus Kohlenhydraten entstehen. Auf Dauer nimmt die Energieherstellung ab.

Harnsäure hat jedoch zwei Seiten. In niedriger Konzentration wirkt sie als Antioxidans, entschärft freie Radikale. In zu hohen Konzentrationen führt Harnsäure zur vermehrten Bildung freier Radikale.[3] Die Dosis macht das Gift, wie es Paracelsus bereits sagte.

Zu hohe Harnsäurekonzentrationen können bereits durch das regelmäßige Trinken von Fruchtsäften entstehen. Fruchtsäfte werden leider immer noch viel zu häufig als gesund angesehen. Besonders wenn »Bio« draufsteht. Fruchtsäfte enthalten zwar einige Vitamine und sekundäre Pflanzenstoffe, aber viele wertvolle Bestandteile des Obstes werden bei der Saftherstellung bewusst extrahiert, allen voran die Ballaststoffe. Übrig bleibt eine konzentrierte Fruktoselösung. Um einen Liter reinen Apfelsaft herzustellen, werden zwei bis drei Kilogramm Äpfel benötigt, das sind ca. 10 bis 15 Stück. Kein Mensch würde in nur kurzer Zeit fünf bis sieben Äpfel essen. Die Ballaststoffe würden einem schnell das Gefühl geben, dass es reicht. Somit wird automatisch die Fruktoseaufnahme reduziert. Einen halben Liter Apfelsaft kann man jedoch ohne Probleme in einigen Minuten trinken und konsumiert in Nullkommanichts den Fruchtzucker von fünf bis sieben Äpfeln. Das Gleiche gilt auch für sogenannte Quetschies, das Fruchtpüree für Kinder, das in bunten Wegwerfplastikbeuteln verkauft wird. Selbst wenn kein zusätzlicher Zucker enthalten ist, sind sie ungesund. Wie Fruchtsaft enthalten sie viel zu viel Fruktose. Kein Kind würde die darin enthaltene Obstmenge auf einmal essen, und das zu Recht!

Fruktose aus dem Fruchtsaft oder dem Quetschie gelangt in die Leber, es entsteht Harnsäure in großen Mengen, die den Mitochondrien zusetzt. Die geschädigten Mitochondrien können daraufhin Glukose, die durch den Verzehr von Brot, Nudeln, Süßigkeiten, Reis, Müsli oder Pizza entsteht, nicht mehr so gut in ATP umwandeln. Die Glukose muss aber trotzdem weg und wird in Fett umgewandelt und abgelagert, und zwar genau am Ort des problematischen Geschehens, in der Leber. Der ständige Konsum von Fruchtsäften in Kombination mit dem Verzehr anderer Kohlenhydrate kann zur Bildung einer Fettleber führen.

Fruchtsäfte – auch Biofruchtsäfte – sind nicht gesund. Auf Dauer klauen sie mehr Energie, als sie liefern.

Ähnlich verhält es sich mit Glukose-Fruktose-Sirup. Er ist in vielen Softdrinks, aber auch in Keksen, in Marmeladen, in Fruchtjoghurts, Konserven, Fertiggerichten und vielen Backwaren enthalten.

Vier Laborwerte für die Wahrheit

Die Psyche des Menschen hat eine große Trickkiste, besonders wenn es darum geht, das eigene Verhalten als richtig zu beurteilen. »Wir ernähren uns gesund.« Das habe ich täglich in meiner Praxis gehört. »Ich esse kaum Kohlenhydrate.« – »Ich laufe regelmäßig.« Aha – der Blick auf die Blutwerte hat meist etwas anderes gezeigt. Wenn Sie wollen, können Sie diesen kritischen Blick selbst durchführen. Die wenigen Werte, die Sie dafür brauchen, wird Ihnen jeder Arzt oder jede Heilpraktikerin abnehmen. Vielleicht haben Sie sogar zwei der Werte bereits zur Hand, von der letzten Standardblutuntersuchung bei Ihrem Hausarzt. Wenn Sie weder Ärztin noch Heilpraktiker haben, können Sie sich auch direkt an ein Labor wenden. Die Werte lügen nicht, sie werden

Ihnen eindeutig zeigen, ob Sie zu viele Kohlenhydrate essen oder nicht. Sie sagen auch etwas darüber, ob Sie genug Sport treiben. Das Genialste an diesen Werten: Wenn Sie Ihren Lebensstil radikal ändern, werden Sie Ihren Erfolg bereits nach ca. vier Wochen in Ihrem Blut sehen können.

Triglyceride

Triglyceride sind Nahrungsfette. Sie sind in Butter, Käse und Fleisch enthalten. Der Organismus bildet sie aber auch selbst, und zwar aus Kohlenhydraten.

In der Schulmedizin gelten teilweise erst Werte über 150 oder 200 mg/dl als problematisch. Alles darunter wird als gut angesehen. Dr. Casey Means, Mitgründerin und medizinische Leiterin eines US-amerikanischen Unternehmens, das kontinuierliche Stoffwechselmessungen für jedermann anbietet, hält wie ich Werte von 150 bis 200 mg/dl bereits für schädlich. Gesund sind Triglyceridwerte unter 100 mg/dl, noch besser unter 70.

Wer Werte über 100 mg/dl hat, sollte auf Zucker, Getreideprodukte und Fruktose verzichten. Nach einem Monat konsequenter Ernährungsumstellung können bereits gesunde Werte erzielt werden. Niedrige Werte zeigen, dass die Mitochondrien nicht ständig mit Kohlenhydraten bombardiert werden, denn niedrige Werte können nur mit einer kohlenhydratarmen Ernährung erreicht werden. Werden die Mitochondrien nicht ständig mit Kohlenhydraten bombardiert, stellen sie wahrscheinlich auch Energie aus Fetten her, der gesünderen Energiegewinnung.

Jeder Arzt gibt die Messung der Triglyceride regelmäßig in Auftrag. Eventuell haben Sie diesen Wert auf einem Laborbogen oder können ihn erfragen. Wenn nicht, wird sich bestimmt kein Arzt weigern, Ihnen Blut abzunehmen und diesen Wert zu ermitteln. Er ist einer der gängigen Laborwerte, nur oft wird nicht lange über ihn gesprochen, da es keine Medikamente gibt, um ihn zu senken. Das konsequente Streichen leerer Kohlenhydrate wirkt jedoch Wunder. Falls Ihr Arzt keinen medizinischen Bedarf sieht und daher die Laborkosten über die Krankenkasse nicht abrechnen kann, lassen Sie sich nicht abwimmeln. Die Kosten betragen nur ca. zwei bis drei Euro, die können Sie auch selbst bezahlen. Natürlich können Sie die Triglyceride auch in einem Labor untersuchen lassen, das auf direkte Kundenkontakte eingestellt ist.

HDL-Cholesterin

Umgangssprachlich wird HDL oft als das gute Cholesterin bezeichnet. Im Gegensatz zu LDL-Cholesterin lagert es sich nicht in den Blutgefäßen ab und löst somit auch keine Arteriosklerose aus. HDL steht für High Density Lipoprotein. Lipoproteine sind große Komplexe aus Proteinen und Fetten. High Density bedeutet, dass sie eine hohe Dichte haben, viele Proteine und Fette liegen eng aneinander und bilden eine Kugel.

HDL ist für den Transport von Cholesterin verantwortlich. Es holt überschüssiges Cholesterin von den Körperzellen ab und bringt es zur Leber, wo es abgebaut wird. Hohes HDL-Cholesterin ist gesund. Sind viele dieser Cholesterintransporter unterwegs, funktioniert der Cholesterinstoffwechsel einwandfrei.

Das HDL-Cholesterin sagt viel über den Lebensstil aus. Übergewichtige und Bewegungsmuffel haben meist zu niedrige Werte. Auch Nikotin und Alkohol lassen den HDL-Wert fallen.

Besonders wirksam treibt Sport HDL-Cholesterin in die Höhe. Daher gibt Ihnen dieser Wert einen groben Einblick, ob Ihr Sportprogramm ausreicht oder ob Sie sich mehr und intensiver bewegen müssen. Sport kurbelt die Energieherstellung in den Mitochondrien an. Sie ist dann aber nicht nur während des Sports, sondern die ganze Zeit erhöht.

Oft werden HDL-Cholesterinwerte von über 40 oder 45 mg/dl als gesund angesehen. Viel zu niedrig! Echte Gesundheit beginnt bei Werten über 70 mg/dl, noch besser sind Werte um die 100 mg/dl.

Wie Triglyceride wird HDL-Cholesterin bei Hausärzten regelmäßig untersucht. Vielleicht haben Sie nicht allzu alte Werte sogar zur Hand. Wenn nicht, lassen Sie ihn untersuchen, auch diese Untersuchung kostet nur zwischen zwei und drei Euro.

Der Quotient

Das Verhältnis von Triglyceriden zu HDL-Cholesterin sagt viel darüber aus, wie gut der Energiestoffwechsel funktioniert. In den letzten Jahren erhält er in der Wissenschaft immer mehr Beachtung. Besonders weil er so leicht und kostengünstig zu ermitteln und gleichzeitig so aussagekräftig ist. Anhand des Quotienten erkennt man frühzeitig mögliche Probleme im Energiestoffwechsel. Der Quotient kann selbst bei jungen, normalgewichtigen Menschen, die sich weitestgehend gesund fühlen, schlechte Werte zeigen. Über einige Jahre kann ein Organismus das kompensieren. Betroffene fühlen sich nicht krank. Auf Dauer funktioniert das allerdings nicht. Immer weniger Energie entsteht, das Leben wird anstrengender, immer mehr gesundheitliche Probleme treten auf. Daher sollten bereits junge Menschen ihre Triglycerid- und HDL-Werte regelmäßig untersuchen lassen und den Quotienten daraus selbst bilden. Er gibt einen sehr guten Einblick, wo man gesundheitlich steht.

Das Schöne an dem Ergebnis: Es unterliegt keinen subjektiven Einschätzungen. Ist der Wert zu hoch, macht man etwas falsch im Leben. Man hat es schwarz auf weiß, ob man sich richtig ernährt oder nicht und ob man sich ausreichend bewegt. Das will natürlich nicht jeder wissen, viele bleiben lieber in ihrer selbst erzeugten Blase, in der sie sich immer wieder sagen, dass sie alles richtig machen. Andere sind etwas selbstkritischer und wollen es wissen. Sie sind meistens auch bereit, ihren Lebensstil zu ändern, wenn ihre Werte nicht gut sind.

Der Quotient wird errechnet, indem man den Wert für Triglyceride, gemessen in mg/dl, durch den Wert des HDL-Cholesterins, ebenfalls gemessen in mg/dl, teilt. Liegen die Werte für Triglyceride und HDL- Cholesterin nicht in mg/dl, sondern in nmol/l vor, müssen sie zunächst umgerechnet werden. Am einfachsten geht das, indem man entsprechende Umrechnungshilfen auf speziellen Webseiten nutzt wie beispielsweise https://unitslab.com/de.

$$\frac{\text{Triglyceride [mg/dl]}}{\text{HDL Cholesterin [mg/dl]}} \leq 2{,}5$$

Werte unter 2,5 sind okay, noch besser sind Werte von ca. 1 oder sogar darunter!

Wer seine Ernährung umstellt und mit dem Laufen beginnt oder sein Sportprogramm intensiviert, kann die beiden Werte bereits nach ein bis zwei Monaten erneut messen lassen und den Quotienten wieder berechnen. Wenn man die richtigen Lebensmittel wählt und sich signifikant mehr bewegt als zuvor, sollte er sich verändert haben. Das motiviert, man sieht, man ist auf dem richtigen Weg.

Nüchterninsulin

Ein weiterer wichtiger Wert ist der Insulinspiegel. Leider wird er nicht standardmäßig gemessen, sondern meist erst beim Verdacht auf Diabetes oder Prädiabetes. Viel zu spät, denn Veränderungen im Insulinspiegel zeigen sich bei einer Ernährung, die zu viele Kohlenhydrate enthält, bereits Jahre vor einer Diabeteserkrankung.

Der Insulinspiegel zeigt, ob man zu viele Kohlenhydrate isst oder nicht. Er sollte morgens vor der ersten Mahlzeit gemessen werden. Manchmal wird er daher auch als Nüchterninsulin bezeichnet. Einige Ärzte halten leider immer noch einen Nüchterninsulinspiegel von unter 25 µU/ml für normal. Meiner Meinung nach viel zu hoch. Mit dieser Meinung stehe ich nicht allein. Etliche Experten auf dem Gebiet der funktionalen Medizin, die besonders in den USA an Popularität gewinnt, sehen es genauso. Wirklich gesund sind Werte unter 10 µU/ml. Einige Experten bevorzugen wie ich Nüchterninsulinspiegel von 2 bis 8 µU/ml.

Die Untersuchung des Insulinspiegels kostet ca. 15 bis 20 Euro. Kann Ihr Arzt die Untersuchung nicht über die Krankenkasse abrechnen, können Sie die Kosten selbst tragen. Sie können diesen Wert auch direkt in einem Labor messen lassen.

Nüchternglukose

Besonders aussagekräftig ist der Nüchterninsulinspiegel, wenn gleichzeitig der Blutzuckerspiegel ermittelt wird, ebenfalls im nüchternen Zustand. Blutzucker ist nichts anderes als im Blut vorhandene Glukose. Die Kombination dieser beiden Werte zeigt, wie gut der Körper auf Insulin reagiert. Er reagiert umso besser, je weniger Kohlenhydrate gegessen werden. Denn dann steigt der Insulinspiegel nur hin und wieder und nur in geringem Maße an. Die Zellen verlieren nicht ihre Sensitivität gegenüber Insulin.

Werden hingegen ständig Kohlenhydrate und die auch noch in größeren Mengen verzehrt, läuft die Insulinproduktion unentwegt auf Hochtouren. Mit der Zeit verlieren die Zellen ihre Sensibilität gegenüber dem Hormon. Damit sie jedoch weiterhin Glukose aufnehmen, produziert die Bauchspeicheldrüse immer mehr Insulin. Das ist der Beginn einer Insulinresistenz. Davon sind nicht nur Übergewichtige oder ältere Menschen betroffen, sondern auch normalgewichtige, junge! Ein Blick auf den Insulinspiegel in Kombination mit dem Nüchternblutzucker verrät, wie sensibel der Organismus auf Insulin reagiert.

Liegt der Nüchternblutzucker beispielsweise bei 80 ml/dl und der Nüchterninsulinspiegel bei 20 μU/ml, ist das besorgniserregend. Der hohe Insulinspiegel zeigt bereits, wie stark der Organismus kämpft, um den Blutzuckerspiegel auf einem gesunden Niveau zu halten. Ganz anders sieht das bei einem Nüchternblutzucker von 80 ml/dl und einem gleichzeitigen Nüchterninsulinspiegel von 2 μU/ml aus. Bei diesen Werten reagieren die Zellen sensibel auf Insulin. Es wird nicht viel von dem Hormon gebraucht, damit sich der Blutzuckerspiegel auf einem gesunden Niveau befindet.

Der Nüchternblutzuckerspiegel allein sagt daher nicht allzu viel aus. In beiden beschriebenen Fällen liegt er bei 80 ml/dl. Im ersten Fall liegt allerdings wahrscheinlich bereits eine Insulinresistenz vor, im zweiten Fall aber nicht.[4]

Auch die Messung des Blutzuckers kostet nur zwischen zwei und drei Euro. Besonders die kombinierte Messung mit dem Insulinspiegel rechnet sich.

Zucker ist kein natürliches Lebensmittel

Rohrzucker wird seit dem 5. Jahrhundert n. Chr. in Polynesien und in Indien genutzt. Allerdings jahrhundertelang nur in geringen Mengen. Seit dem 13. Jahrhundert wurde er als Luxusartikel nach Europa exportiert, wobei nur sehr wenige Adelige und Reiche Zugang dazu hatten. Der Großteil der europäischen Bevölkerung süßte Speisen – wenn überhaupt – mit etwas Honig oder eingekochten Fruchtsäften.

1747 wurde der Zuckergehalt der Runkelrübe nachgewiesen. Die Runkelrübe ist das Ergebnis jahrzehntelanger Pflanzenzucht, durch die der Zuckergehalt der Rübe immer weiter erhöht wurde. Seit 1801 gibt es ein Verfahren, den Zucker zu extrahieren. Zu dieser Zeit entstand die erste Rübenzuckerfabrik in Schlesien und Zucker wurde zu einem Produkt, das von der breiten Masse der Bevölkerung in Europa erstanden werden konnte.

In der Karibik wird Zuckerrohr seit dem 16. Jahrhundert angebaut, nachdem Kolumbus die ersten Setzlinge eingeführt hatte. Rohrzucker wurde zum wichtigsten Exportartikel der europäischen Kolonien in der Karibik. In der Region Louisiana, USA, begann der Zuckerrohranbau um 1800. Für die Bewirtschaftung der Felder wurden Arbeitssklaven eingesetzt.

Zucker ist somit erst seit dem 19. Jahrhundert zum Bestandteil der Ernährung geworden. Wobei der durchschnittliche Europäer 1850 ca. sechs Kilogramm Zucker pro Jahr verspeiste. Im Jahr 2019/20 lag der durchschnittliche Verbrauch bei 33,8 Kilogramm pro Person.

Um 1850 wurde in den USA außerdem die erste Zahnpasta erfunden. Zwar putzten sich einige Menschen auch schon davor mit Pülverchen oder anderen Mitteln die Zähne, aber wirklich notwendig wurde das regelmäßige Putzen mit dem Aufkommen des Zuckers. Immer mehr Menschen, die sich nicht die Zähne putzten, hatten verfaulte Zahnstummel im Mund anstatt gesunder Zähne. Bevor Zucker von der breiten Masse verzehrt wurde, gab es dieses Problem nicht.

Heute werden jährlich ca. 300 Millionen Tonnen Zuckerrüben und 2 Milliarden Tonnen Zuckerrohr geerntet. Ungefähr 70 Prozent des weltweit konsumierten Zuckers wird aus Zuckerrohr hergestellt. Die Arbeitsbedingungen auf den Zuckerrohrplantagen, besonders auf denen in Mittelamerika, sind katastrophal. Viele der Arbeiter leiden an Nierenversagen, da sie während der Arbeit bei 40 Grad in der Sonne oft chronisch dehydriert sind. Außerdem werden die Felder meist einen Tag vor der Ernte niedergebrannt, wobei das Zuckerrohr selbst nicht beschädigt wird. Das erhöht die Temperaturen noch einmal. Viele Arbeiter auf den Zuckerrohrplantagen sterben bereits mit Mitte 40 oder 50 an den Folgen ihrer Nierenerkrankungen.[5]

Der weltweite Zuckeranbau geht mit massiven sozialen und ökologischen Problemen einher.

Vom Zigarettenrauch zum Zellschaden

Rauchen erhöht die Menge an freien Radikalen. Oxidativer Stress nimmt zu. Besonders betroffen sind die Mitochondrien der Zellen, die mit Nikotin in direkten Kontakt kommen, wie die des Lungengewebes. Aber auch Mitochondrien der Blutgefäße und der Herzzellen werden in Mitleidenschaft gezogen. Nikotin schädigt in erster Linie das mitochondriale Erbgut, die sogenannte mtDNA.

Die Schäden führen zu vielerlei Fehlsteuerungen. Es werden nicht mehr alle Enzyme und Proteine, die für die Energieherstellung benötigt werden, gebildet. Außerdem ist die Synthese wichtiger Antioxidantien gestört. Insgesamt nimmt die Menge an Mitochondrien ab und die vorhandenen funktionieren nicht mehr richtig. Das führt zu zwei schwerwiegenden Problemen: Erstens produzieren die Mitochondrien weniger Energie, zweitens steigt die Konzentration freier Radikale weiter an. Ein Teufelskreis: immer weniger Energie und immer mehr Schäden.

Mangelt es Herzzellen an Energie, können sie sich nicht mehr so stark zusammenziehen, die Pumpkraft des Herzens lässt nach. Das Treppensteigen wird immer anstrengender, ans Laufengehen mag man lieber gar nicht denken. Mangelt es Lungenzellen an Energie, können sie nicht mehr so viel Sauerstoff aufnehmen. Die Sauerstoffversorgung im gesamten Körper nimmt ab. Weniger Sauerstoff heißt wiederum weniger Energie für jede einzelne Zelle.

Einige Mitochondrien erleiden durch das Nikotin so starke Schäden, dass sie den programmierten Zelltod einleiten. Er heißt Apoptose. Dann sterben Lungen- und Herzzellen oder Zellen der Blutgefäße. Nicht gut, denn ein gesunder Organismus braucht möglichst viele gesunde Zellen. Weniger Herz- und Lungenzellen führen zu Problemen im gesamten Körper.

Absterbende Zellen in den Blutgefäßen lösen Arteriosklerose aus. Blutgefäße verstopfen mit Cholesterin. Alles beginnt mit Schäden an den Endothelzellen. Sie bilden die innerste Zellschicht der Blutgefäße. Nach außen hin schließt sich eine Muskelschicht an. In ihr befinden sich neben Muskelzellen auch spezielle Immunzellen. Sterben nun viele Endothelzellen, bilden sich Risse. Die darunterliegende Muskelschicht ist nicht mehr mit Endothelzellen bedeckt. Dadurch kommt die Muskelschicht in einen direkten Kontakt mit dem Blut, was unter gesunden Verhältnissen niemals der Fall wäre. Die Immunzellen, die sich ebenfalls in dieser Zellschicht befinden, sind auf diese Situation nicht vorbereitet. Sie halten das im Blut natürlicherweise vorkommende Cholesterin für körperfremde Eindringlinge und beginnen, es zu bekämpfen. Die Immunzellen nehmen immer mehr Cholesterin auf. Außerdem senden sie das Signal zur Bildung weiterer Immunzellen aus, schließlich müssen vermeintliche Eindringlinge bekämpft werden.

Auch die neuen Zellen nehmen weiteres Cholesterin auf. Es bilden sich dicke Beulen, die nach innen in die Blutgefäße ragen – Plaque. Das würde alles nicht passieren, wenn die Endothelzellen nicht aufgrund des Nikotins absterben würden.

Kein Wunder, dass die Mehrzahl aller Raucher im Laufe ihres Lebens Herz-Kreislauf-Erkrankungen entwickeln. Sie haben ein erhöhtes Herzinfarkt- und Schlaganfallrisiko. Der Schaden beginnt in den Mitochondrien. Von dort breitet er sich über Zellen der Blutgefäße aus, bis der gesamte Organismus betroffen ist.[6]

Rauchen erhöht auch das Krebsrisiko. Bis Krebs entsteht, kommt es meist zu einer Reihe krankhafter Veränderungen. Außerdem ist fast immer das Immunsystem geschwächt. Ein gesundes Immunsystem sortiert mutierte Zellen frühzeitig aus, sodass sich keine Tumore bilden können. Einige krankhafte Veränderungen, die zu Krebs führen, beginnen in den Mitochondrien. Wieder sind es freie Radikale, deren Konzentration sich durchs Rauchen erhöht und die daraufhin Mitochondrien schädigen. In vielen Krebszellen funktioniert ein Großteil der Mitochondrien nicht mehr richtig, daher wird nur noch Energie mit dem ersten Akt der Energieherstellung, der Zerkleinerung von Glukose, hergestellt. Aus Fetten kann kaum noch Energie gewonnen werden.

Alkohol ist Gift

Alkohol ist ein weiterer Stoff, der die Konzentration freier Radikale erhöht. Besonders betroffen ist die Leber, da sie für den Abbau von Alkohol zuständig ist. Die freien Radikale schädigen Enzyme, Proteine und die mtDNA. Die Minikraftwerke können nicht mehr so viel Energie herstellen. Energie, die dringend von den Leberzellen gebraucht wird, denn sie sind die Multitalente im Organismus.

Alle aufgenommenen Nahrungsmittel werden in der Leber verarbeitet. Fruktose wird hier in Fette umgebaut, Vitamine und Proteine gespeichert. Je nach Bedarf werden Stoffe weiter umgebaut oder abgegeben, sodass Zellen im restlichen Körper sie nutzen können.

Die Leber reguliert den Cholesterinspiegel und ist an der Produktion verschiedener Hormone beteiligt. Sie stellt Gallensäfte für die Verdauung her und baut giftige Stoffe oder Medikamente ab. Die Leber ist ein lebensnotwendiges Organ. Eine gesunde Leber ist die Voraussetzung für Tatendrang und gute Laune.

Alkohol kann Mitochondrien in den Leberzellen so sehr schädigen, dass sie den programmierten Zelltod einleiten. Dann sterben immer mehr Leberzellen ab – ein Riesenproblem.[7] Besonders weil die Leber über keine schmerzempfindlichen Nervenzellen verfügt. Eine kranke Leber tut nicht weh. Aufgrund ihrer vielen verschiedenen Aufgaben führt eine schwächelnde Leber aber zu etlichen gesundheitlichen Problemen: zu Verdauungsstörungen wie Blähungen, Durchfall oder Übelkeit, zu Wassereinlagerungen und zu erhöhten Cholesterinwerten. Auch Depressionen und Wut können ihren Ursprung in einer kränkelnden Leber haben, genauso wie hormonelle Probleme während der Wechseljahre.

Wenn Leberzellen über Jahre und Jahrzehnte täglich oder mehrmals wöchentlich Alkohol abbauen müssen und immer mehr Mitochondrien dadurch ihre Arbeit einstellen, entsteht eine Fettleber. In Deutschland leidet jeder dritte Erwachsene an dieser krankhaften Leberveränderung.[8] Alkohol ist nicht immer die Ursache, oft sind es auch zu viele Kohlenhydrate, besonders Fruktose. Also die Form von Zucker, wie sie in Obst, Obstsäften und Smoothies vorkommt. Auch Fruktose-Glukose-Sirup, der bei der Herstellung vieler Süßigkeiten, Fertigprodukte und Fruchtjoghurts Verwendung findet, schadet der Leber. Wird eine Fettleber diagnostiziert, kann man nicht erkennen, ob die Ursache Alkohol ist, oder zu viele leere Kohlenhydrate. Selbst Normalgewichtige sind von einer Fettleber betroffen!

Statine reduzieren die Energieherstellung

Statine werden zur Senkung des Cholesterinspiegels verschrieben. Wobei es mittlerweile viele Studien gibt, die zeigen, dass ein niedrigerer Cholesterinspiegel überhaupt nicht das Herzinfarkt- und Schlaganfallrisiko verringern. Wirklich wichtig wäre die Messung der Größe der LDL-Partikel. Je kleiner die Partikel sind, umso gefährlicher wird es fürs Herz und die Blutgefäße. Aber diese Messung ist von den Krankenkassen nicht vorgesehen. Stattdessen werden fleißig die Cholesterinmengen ermittelt und bei zu viel Cholesterin Statine verschrieben. In Deutschland nehmen fast fünf Millionen Menschen sie regelmäßig ein. Für die Energieherstellung ist das ein Problem, denn nicht nur der Cholesterinspiegel sinkt durch das Medikament, sondern auch die Konzentration von Ubiquinon (Coenzym Q10). Ubiquinon ist für den letzten Akt der Energieherstellung unerlässlich, es ist am Transport der Elektronen und der Wasserstoffpartikel beteiligt. Mangelt es an Ubiquinon, nimmt die Energieherstellung ab.

Ubiquinon und Cholesterin entstehen aus dem gleichen Ausgangsstoff, aus Acetyl-CoA. Es ist genau der gleiche Stoff, der in den Energiezyklus eingespeist wird. Aber nicht alles Acetyl-CoA gelangt in den Zyklus, es wird auch für andere Stoffwechselvorgänge verwendet, so wie für die Herstellung von Ubiquinon und Cholesterin. Acht Umbauschritte sind notwendig, damit sich entweder Cholesterin oder Ubiquinon bildet. Die ersten sechs Schritte sind identisch. Danach wird in zwei weiteren Schritten entweder Ubiquinon oder Cholesterin synthetisiert. Statine hemmen bereits den zweiten Umbauschritt. Somit werden alle darauffolgenden Stoffe nur noch vermindert gebildet. Statine senken unweigerlich nicht nur Cholesterin, sondern immer auch Ubiquinon. Typische Symptome sind Müdigkeit, Schwäche und Muskelschmerzen bei körperlicher Aktivität.

Viel besser als Statine

Allgemein gilt hohes LDL-Cholesterin als Risikofaktor für Herz-Kreislauf-Erkrankungen. Statine sollen es senken. Viele, die einen Herzinfarkt erleiden, haben gar keine erhöhten Werte und andere, mit Werten jenseits von Gut und Böse, sind fit und gesund. Das ist einigen Wissenschaftlern aufgefallen, sie haben weitergeforscht und nun einen viel besseren Zusammenhang gefunden: Die Größe der LDL-Partikel ist das Entscheidende, nicht die Gesamtmenge an LDL. Ärzte untersuchen jedoch normalerweise nur die LDL-Gesamtmenge.

LDL-Cholesterin sind runde Anhäufungen verschiedener Fette wie Cholesterin, Triglyceride, Cholesterinester, Fettsäuren, Phospholipide und weitere Stoffe. Je nach ihrer Zusammensetzung sind sie dichter und kleiner oder größer und fluffiger. Die kleinen LDL-Cholesterinkugeln wirken wie Golfbälle, die man gegen eine Scheibe wirft. Im menschlichen Körper verletzen sie Zellen der Blutgefäße. Die großen LDL-Cholesterinkugeln sind hingegen vollkommen ungefährlich. Wie ein Luftballon, der gegen eine Scheibe stößt.

Herzinfarktpatienten mit normalen LDL-Cholesterinspiegeln haben fast immer zu viele kleine LDL-Partikel im Blut. Das erklärt das anfangs erwähnte Problem. Auch Menschen mit Diabetes oder Prädiabetes weisen meist viel zu viele der kleinen LDL-Kugeln auf. Andererseits ist selbst hohes LDL-Cholesterin ungefährlich, wenn die LDL-Partikel groß sind. Ob man große oder kleine LDL-Partikel hat, hängt vom Lebensstil ab, und den kann jeder ändern. Besonders No Carb, Ausdauer- und Kraftsport sowie Omega 3 führen zu großen, fluffigen LDL-Partikeln.[9]

In einigen Laboren kann man die Größe der LDL-Cholesterinpartikel messen lassen. Bislang ist es noch keine gängige Untersuchung.

Aluminium verlangsamt den Energiezyklus

Aluminium hemmt ein Enzym im Energiezyklus (Citratzyklus). Der Zyklus verlangsamt sich. Immer weniger Energietransporter werden beladen und gelangen zum letzten Schritt der Energieherstellung. Insgesamt nimmt die Energie ab. Das Enzym, das durch Aluminium gehemmt wird, ist für den ersten und zweiten Umbauschritt im Energiezyklus zuständig.[10]

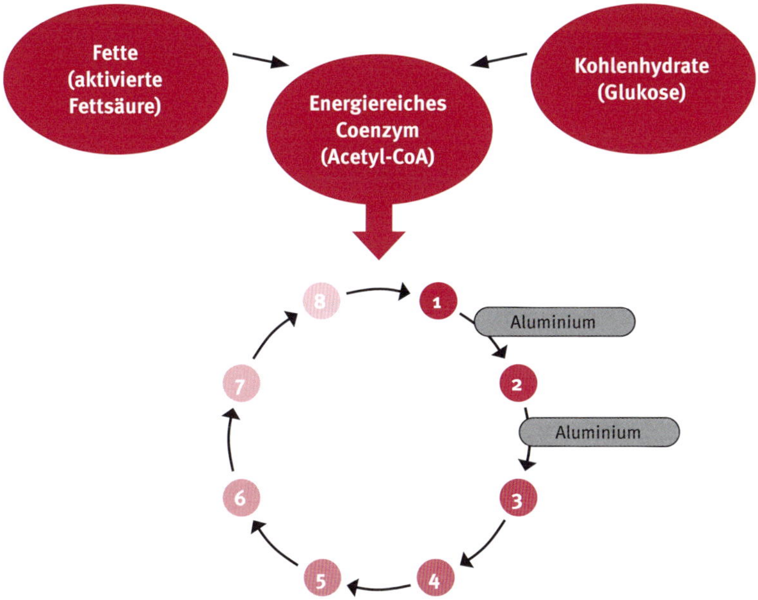

Aluminium bremst den zweiten Akt der Energieherstellung, den Zyklus

In minimalen Mengen kommt Aluminium in vielen Lebensmitteln vor. Damit kann der Körper gut umgehen, er scheidet es wieder aus. Aluminium ist aber auch in Kosmetika enthalten und selbst Aluminiumverpackungen sind problematisch.

Besonders viel Aluminium steckt in Deodorants, die das Schwitzen vermindern. Sie heißen Antitranspirantien. Die Aluminiumverbindungen verkleben die Schweißdrüsen. Schweiß kann dann nicht mehr an die Hautoberfläche abgegeben werden. Die Aluminiumverbindungen bleiben aber nicht in den Schweißdrüsen, sondern können weiter in den Körper eindringen und sich anschließend im gesamten Organismus verteilen und bis in die Mitochondrien wandern. Besonders viel Aluminium nimmt man auf, wenn man Antitranspirantien direkt nach der Rasur der Achselhöhlen anwendet.

Aluminiumverbindungen sind aber auch in Sonnencremes, Lippenstiften, Wimperntusche, Nagellacken, Eyelinern, Haarfarben, Hautcremes, Lipgloss, Shampoos, Duschgels und Zahncreme mit aufhellender Wirkung enthalten. Über die Haut oder die Mundschleimhaut dringt Aluminium in den Körper ein.

Außerdem kommen Aluminiumverbindungen in einigen Medikamenten vor, wie beispielsweise rezeptfreien Mitteln gegen Sodbrennen. Impfstoffe enthalten ebenfalls Aluminium, allerdings in sehr geringen Konzentrationen. In Europa zugelassene Impfstoffe enthalten zwischen 0,125 und 0,82 Milligramm Aluminiumverbindungen pro Dosis. Diese Mengen liegen weit unterhalb der von der Europäischen Behörde für Lebensmittelsicherheit tolerierbaren Höchstmenge für Aluminium von 0,14 Milligramm pro Kilogramm Körpergewicht pro Tag. Für eine Person, die 70 Kilogramm wiegt, beträgt die tägliche Höchstmenge somit 10 Milligramm. Die Verwendung aluminiumhaltiger Kosmetika führt meist viel eher zu erhöhten Aluminiumwerten im Organismus als eine Impfung.

Problematisch sind auch Fertiggerichte in Aluminiumverpackungen, die bei der Zubereitung erwärmt werden. Durch die Hitze lösen sich einige Aluminiumpartikel, die dann mit der Mahlzeit aufgenommen werden. Besonders saure und salzige Lebensmittel wie Obst, Käse und Schinken sollten nicht in Alufolie aufbewahrt werden. Sie lassen Aluminium oxidieren, wodurch es ins Essen gelangen kann.

Aber auch Fertigprodukte, die nicht in Aluschalen erhitzt werden, enthalten zu viel Aluminiumverbindungen. Sie kommen in Farbstoffen, Stabilisatoren, Backtrieb- oder Trennmitteln vor. Diese Stoffe werden vor allem in der Herstellung von Fertigbackwaren, Süßigkeiten, konventionellem Käse, aber auch von Babynahrung verwendet.[11]

Zu viele Fluoride wirken schädlich

In geringen Mengen benötigt der Körper Fluoride. Besonders Knochen und Zähne sind auf das Spurenelement angewiesen. Fluoride kommen in sehr geringen Mengen in vielen verschiedenen Lebensmitteln vor. Steigt die Fluoridkonzentration im Organismus zu stark an, kann die Energieherstellung darunter leiden. Fluoride hemmen das Enzym, das für den ersten und den zweiten Umbauschritt im Energiezyklus zuständig ist. Es ist das gleiche Enzym, das auch durch Aluminium gehemmt wird.[12] Die Deutsche Gesellschaft für Ernährung empfiehlt Erwachsenen, nicht mehr als 3,1 Milligramm pro Tag aufzunehmen.

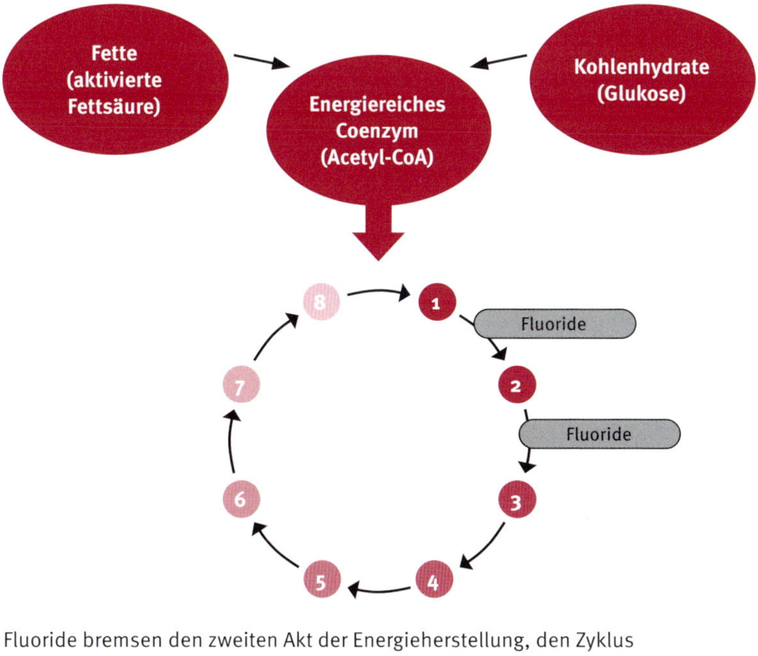

Fluoride bremsen den zweiten Akt der Energieherstellung, den Zyklus

Fluoride werden vor allem in der Zahnpflege eingesetzt, da sie sich positiv auf den Zahnschmelz auswirken und somit das Kariesrisiko verringern. Viele Zahnpasten enthalten daher Fluoride. Außerdem gibt es fluoridhaltige Zahnspülungen. Bei einer professionellen Zahnreinigung werden die Zähne meist am Ende mit einem fluoridhaltigen Mittel versiegelt. Um die Bevölkerung vor Karies zu schützen, wird in einigen Ländern das Spurenelement sogar dem Trinkwasser beigemischt. Hierzulande gibt es Mineralwasser und Salz mit zugesetzten Fluoriden zu kaufen.

Dabei gibt es gegen Karies eine viel bessere Lösung: keine Kohlenhydrate, vor allem kein Zucker! Süßes und Backwaren greifen besonders stark den Zahnschmelz an. Ist die schützende Schicht weg, hat Karies ein leichtes Spiel. Außerdem ist regelmäßiges Putzen – auch mit Zahnpasta ohne Fluoride – entscheidend. Es beseitigt bakterienhaltigen Zahnbelag.

Quecksilber beschädigt Antioxidantien

Quecksilber ist giftig. Es beschädigt Nervenzellen, sogar die im Gehirn, da es die Blut-Hirn-Schranke, die das Gehirn eigentlich vor schädlichen Substanzen schützen soll, überwinden kann. Quecksilber ist so gefährlich, weil es unter anderem die Aktivität von Glutathion herabsetzt. Bei Glutathionmangel entsteht schnell oxidativer Stress in den Mitochondrien, denn es ist für die Entschärfung der freien Radikale zuständig, die während der Energieherstellung natürlicherweise entstehen. Ohne den Schutz werden Proteine, Enzyme und die mtDNA der winzigen Energiekraftwerke geschädigt, die Energieherstellung nimmt ab. Sehr stark beschädigte Mitochondrien leiten den programmierten Zelltod (Apoptose) ein. Dann sterben ganze Nervenzellen.[13]

Quecksilber wird vor allem beim Verzehr von Raubfischen wie Thunfisch, Aal, Heilbutt, Hecht, Seeteufel und Barsch aufgenommen. Weniger belastet sind Scholle, Kabeljau, Hering und Seelachs. Aber auch Gemüse und Obst kann mit Stäuben, die Quecksilber enthalten, kontaminiert sein, daher sollte man Obst und Gemüse immer gründlich waschen.

In der Kritik stehen immer wieder Amalgamfüllungen, da sie zu 50 Prozent aus Quecksilber bestehen und weiterhin von Zahnärzten verwendet werden. Besonders viel Quecksilberdämpfe werden beim Legen der Füllung sowie in der ersten Stunde nach der Behandlung frei. Gefährlich ist auch das Entfernen von Amalgamfüllungen, dabei entstehen ebenfalls Quecksilberdämpfe. Füllungen werden außerdem nach einigen Jahren porös, Quecksilber entweicht dann kontinuierlich.

Vom psychischen zum oxidativen Stress

Psychischer Stress wirkt sich direkt auf die Mitochondrien aus und verändert ihre biologischen Abläufe. Wobei akuter Stress eine andere Wirkung zeigt als chronischer.

Stress erhöht die Konzentration freier Radikale in den Mitochondrien. Die Minikraftwerke werden beschädigt. Das passiert bereits während einiger Stunden intensiven Stresses. Hört der Stress danach wieder auf, werden Reparaturmechanismen aktiv, die alles wieder in Ordnung bringen.

Hält der Stress an, wird die mitochondriale DNA weniger häufig kopiert. Somit werden weniger Proteine und Enzyme gebildet, die für die Energieherstellung benötigt werden. Außerdem schwellen die Mitochondrien an. Das ist ein Zeichen, dass etwas nicht stimmt. In einigen Studien wurde nachgewiesen, dass sich Stress besonders auf ein bestimmtes mitochondriales Gen auswirkt. Es ist für die Bildung des Proteinkomplexes zuständig, das die Reaktion von Sauerstoff mit Wasserstoff zu Wasser reguliert. Seine Aktivität nimmt bis zu 80 Prozent ab. Damit werden immer weniger Elektronen aufgenommen, das reduziert den zweiten und dritten Abschnitt der Energieherstellung erheblich. Psychischer Dauerstress führt daher zu einer Energiekrise im Organismus.[14]

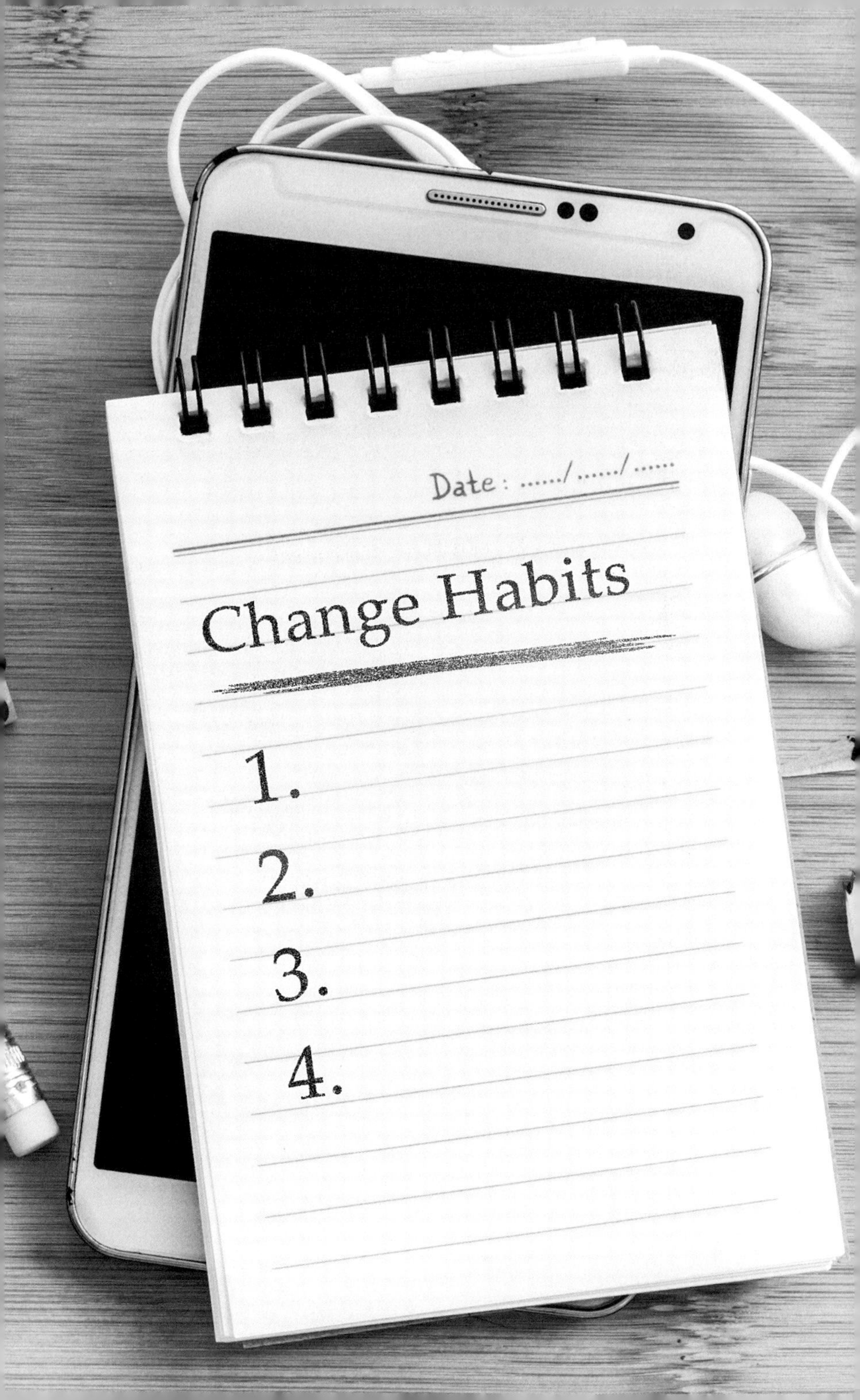
Date : ....../....../......
Change Habits
1.
2.
3.
4.

Wissen ist das eine, Umsetzen das andere

Wie gesund man lebt, hängt meist nicht vom Wissen, sondern von den täglichen Routinen ab. Sie lassen sich ändern. Es gibt Tricks, die Verhaltensänderungen erleichtern.

Wissen allein führt nicht zu Verhaltensänderungen

Wissen ist die Voraussetzung für das richtige Handeln. Wer nicht weiß, dass Nudeln, Brot und Reis schädlich sind, wird sie nicht aus seiner Ernährung streichen. Wer nicht weiß, wie wichtig Magnesium für die Energieherstellung ist, wird sein Blut nicht bei einer Ärztin oder in einem Labor untersuchen lassen und danach entsprechende Nahrungsergänzungsmittel einnehmen. Wer nicht weiß, wie wichtig Kraft- und Ausdauertraining für die Energieherstellung sind, und das schöne Gefühl nach körperlicher Anstrengung nicht kennt, wird nicht mit dem Laufen beginnen. Wissen ist essenziell.

Wissen ist zwar die Voraussetzung für richtiges Handeln, aber es gibt einem nicht die Fähigkeit, es auch zu tun. Stattdessen bestimmen tägliche Routinen, was man macht und was man nicht macht. Leider eignen sich die meisten Menschen im Laufe des Lebens Routinen an, durch die sie Energie verlieren. Die Semmel oder das Toastbrot zum Frühstück zählen dazu, wie auch das Feierabendbier oder der Abend vorm Fernseher. Selbst wenn man weiß, dass Kohlenhydrate und Bier ungesund sind und dass man statt in den Fernseher zu glotzen lieber meditieren oder sich dehnen sollte, man handelt nicht danach.

Wer sich hingegen überwiegend förderliche Routinen aneignet, der brilliert im Leben. Das hat bereits Aristoteles erkannt:

> »*Wir* sind das, was *wir wiederholt tun*. Spitzenleistung oder Exzellenz ist daher keine Handlung, sondern eine Gewohnheit.«
> *Aristoteles, griechischer Philosoph*

Verhaltenswiederholungen sind entscheidend

Neurobiologen können mittlerweile erklären, wie sich neue Verhaltensweisen bilden. Eine dramatische Erkrankung eines einzigen Mannes hat die Forschung der Gewohnheitsbildung einen riesigen Schritt nach vorn gebracht.

Der Mann, er wird in der medizinischen Literatur E. P. genannt, erkrankte 1992 schwer an einer Enzephalitis, einer Entzündung des Gehirns und des Rückenmarks, ausgelöst durch Viren. E. P. fiel in ein Koma. Zehn Tage lang war es unklar, ob er überleben würde. Er schaffte es, nur war er danach nicht mehr der Mensch wie zuvor. Das Virus hatte einen bestimmten Bereich seines Gehirns, den medialen Schläfenlappen, zerstört. Dieser Ort des Gehirns ist jedoch für das Erinnerungsvermögen essenziell. E. P. hatte nach seiner Erkrankung nur noch ein Erinnerungsvermögen von einer Minute. Alles, was länger als diese eine Minute zurücklag, war aus seinem Gehirn gelöscht. Glücklicherweise konnte er sich aber an Dinge aus seinem Leben vor der Erkrankung erinnern.

E. P. und seine Frau zogen nach der Erkrankung um. In dem neuen Wohngebiet ging er täglich mit ihr spazieren, immer die gleiche Strecke. Zum Erstaunen der Wissenschaftler, die ihn regelmäßig untersuchten, schaffte es E. P. nach einiger Zeit, allein spazieren zu gehen. Wenn er jedoch nach dem Weg gefragt wurde, konnte er ihn nicht beschreiben. Er wusste auch nicht, in welcher Straße er wohnte, außerdem konnte er sein Haus nicht von anderen unterscheiden. Dieses Phänomen war für die Wissenschaftler einige Zeit lang ein Rätsel. E. P. verfügte über kein Wissen und handelte doch richtig.

Die Wissenschaftler kombinierten diese erstaunliche Beobachtung mit Erkenntnissen aus einem Experiment mit Mäusen. Die Nagetiere mussten in einem Labyrinth nach Schokolade suchen. Währenddessen wurde ihre Gehirnaktivität gemessen. Je häufiger die Mäuse das Experiment wiederholten, umso weniger schnüffelten sie herum und umso schneller fanden sie zur Schokolade, die sie dann auch fressen durften. In den ersten Durchläufen waren die Basalganglien im Gehirn besonders aktiv. Mit jeder Wiederholung nahm die Aktivität ab, die Mäuse bewegten sich wie im Autopiloten.

Die Wissenschaftler, die E. P. untersuchten, stellten fest, dass seine Basalganglien noch intakt waren. Seitdem weiß man, wie wichtig dieser Teil des Gehirns für die Bildung neuer Verhaltensmuster ist.[1] Nicht wissen oder erinnern entscheidet über tägliche Routinen, sondern die Aktivität der Basalganglien. Je häufiger sie beim Einüben neuer Verhaltensweisen aktiviert werden, umso einfacher spulen sie bei einer weiteren Wiederholung die Aktivität ab. Man trainiert sich im wahrsten Sinne des Wortes Autopiloten an. Jeder kann somit sein Verhalten ändern. Es gibt einige Tricks, die es besonders leicht machen.

Tricks fürs richtige Handeln

Die Basalganglien liegen weit im Inneren des Gehirns. Aus Sicht der Evolution sind sie ein sehr alter Teil. Bereits Reptilien und Amphibien besitzen diese Gehirnregionen. Sie lebten schon lange Zeit, bevor sich der Mensch entwickelt hat. In den Basalganglien ist auch das Belohnungssystem lokalisiert, das bei der Einübung neuer Routinen eine große Rolle spielt.

Hundebesitzer oder Tierdompteure wissen, wie man einem Tier neues Verhalten beibringt. Eines ihrer wichtigsten Hilfsmittel sind Leckerli. Tiere werden belohnt, wenn sie das erwartete Verhalten zeigen. Außerdem spielen Markersignale eine entscheidende Rolle, das sind häufig Geräusche wie Pfeifen oder Schnalzen oder auch Kommandos wie »Sitz«. Bis ein Tier das gewünschte Verhalten zeigt, braucht es viele Wiederholungen des Ablaufs. Dann funktioniert's: Der Hund läuft frei im Wald, der Besitzer pfeift, der Hund kommt zurück und bekommt ein Leckerli. Mit dieser Strategie kann man Hunden und anderen Tieren unglaubliche Tricks beibringen. Löwen springen sogar durch Feuerreifen, was sie ohne Markersignal und Leckerli in freier Wildbahn niemals tun würden.

Wir Menschen unterscheiden uns beim Erlernen neuer Verhaltensweisen nicht sehr von Hunden oder Löwen. Wie gesagt, die Basalganglien sind ein sehr alter Teil des Gehirns. Um sich neue Verhaltensweisen anzueignen, muss man daher sein eigener Dompteur werden. Wir Menschen brauchen genauso wie Hunde, Pferde und Löwen Markersignale und Belohnungen. Allerdings sollten unsere Belohnungen nicht aus Leckerlis bestehen. Und beim menschlichen Verhalten spricht man auch nicht von Markersignalen, sondern von Auslösern.

Die meisten täglichen Handlungen laufen nach ein und demselben Prinzip ab: Auslöser, Handlung, Belohnung. Der Auslöser für das morgendliche Frühstück ist schlichtweg die Tatsache, dass Morgen ist. Die Handlung ist das Frühstück, die Belohnung das wohlige Gefühl nach Kaffee und Kohlenhydraten. Interessanter ist das Prinzip beim Autofahren. Der Auslöser ist das Aufschließen des Autos oder das Wissen um eine bevorstehende Fahrt. Die Fahrt selbst die Handlung. Wenn man gut angekommen ist, dann ist das die Belohnung. Wer seit Jahren Auto fährt, muss sich kaum noch dabei konzentrieren, obwohl es eine sehr komplexe Tätigkeit ist. Für Fahranfänger ist es ganz anders, sie müssen jede Bewegung durchdenken. Jetzt kuppeln, jetzt schalten, jetzt in den Rückspiegel schauen. Nach Jahren des Autofahrens übernimmt der Autopilot.

Um ein gesundes Leben zu führen, braucht man Routinen wie beim Autofahren. Da denkt man nicht darüber nach, ob man laufen gehen soll oder nicht, man tut es. Da stellt man sich nicht die Frage, ob man heute kochen soll. Man tut es. Meditieren, Krafttraining, Dehnen – alles wird zur Routine. Der Verzicht auf Zucker und andere leere Kohlenhydrate, das Einnehmen von Nahrungsergänzungsmitteln, die Proteinshakes usw. erfolgt alles im Autopilotmodus.

Autopiloten ausbilden

Das Einüben neuer Routinen braucht Zeit, passende Auslöser und Belohnungen. Neurowissenschaftler haben herausgefunden, dass Verhaltensveränderungen am besten funktionieren, wenn Auslöser und Belohnungen gleich bleiben und sich die Veränderung nur auf die Handlung dazwischen bezieht. War bislang das morgendliche Aufstehen der Auslöser für das ungesunde Frühstück, kann der gleiche Auslöser genutzt werden, um laufen zu gehen. Die Belohnung ist das gute Gefühl, was nun nicht von den Kohlenhydraten, sondern vom Laufen herrührt.

Am einfachsten eignet man sich neue Routinen an, wenn man sie jeden Tag zur gleichen Zeit durchführt. Daher ist es viel einfacher, jeden Morgen 20 Minuten laufen zu gehen als dreimal pro Woche eine Stunde. Wer mit dem Laufen beginnt, braucht meist eine zusätzliche Belohnung danach wie beispielsweise einen Kaffee oder einen leckeren Smoothie. Wer schon länger läuft, erhält die Belohnung aus der Tätigkeit selbst. Man fühlt sich einfach gut nach einem Lauf. Man ist voll mit Energie, der Stress ist wie weggefegt. Die während des Sports ausgeschütteten Endorphine machen glücklich und motivieren. Sportler kennen diese Gefühle, das ist ihre Belohnung.

Ein weiterer Auslöser kann schlichtweg ein fester Termin sein wie beispielsweise das Fitnesstraining im Studio oder im Sportverein. Beim Intervallfasten eignen sich Uhrzeiten als gute Auslöser. Das erste Essen gibt es dann beispielsweise um 12:00 Uhr. Aber auch das Nachhausekommen nach der Arbeit ist ein guter Auslöser, entweder zum Laufen, wenn man morgens keine Zeit hat, oder zum Kochen.

Abends nach dem Essen schalten viele den Fernseher an, schauen Netflix-Serien oder durchsuchen die Mediathek oder YouTube nach interessanten Videos. Der Auslöser ist meist die freie Zeit nach dem Abendessen. Die Belohnung ist Entspannung. Den Auslöser kann man als Startsignal zum Dehnen oder Meditieren nutzen. Die Belohnung wird die gleiche bleiben, Entspannung.

Sogenannte Habit Tracker helfen, neue Verhaltensweisen einzuüben. Das sind Apps fürs Smartphone. Habit heißt auf Deutsch Gewohnheit, Tracker Verfolger. In diesen Apps kann man Listen mit den gewünschten Verhaltensänderungen erstellen. Hat man es geschafft, setzt man einen Haken. Allein diese Handlung löst das Gefühl einer Belohnung aus, daher unterstützen diese Apps Verhaltensänderungen sehr gut.

Wer keine App benutzen möchte, sondern seinen Papierkalender liebt, kann sich das gewünschte Verhalten dort eintragen: 7:00 Uhr Laufen, 12:00 Uhr erstes Essen, 18:00 Uhr Kochen, 20:00 Uhr Dehnen. Jede erfolgreich absolvierte Aktivität erhält einen Haken. Wer lieber einen digitalen Kalender nutzt, kann ähnlich vorgehen. Alle gewünschten Verhaltensänderungen werden täglich im Kalender vermerkt und mit einer bestimmten Farbe markiert. Schafft man es, verändert man die Farbe. Schnell hat man damit am Ende der Woche einen Überblick über den Erfolg.

Allerdings sollte man sich nicht zu viel auf einmal vornehmen. Man beginnt mit ein oder zwei neuen Verhaltensweisen. Wenn sie sich halbwegs automatisiert haben, kann man eine weitere dazunehmen.

Wie Verlangen entsteht

Wenn sich eine Routine tief in die Strukturen des Gehirns eingegraben hat, passiert etwas Erstaunliches, wie Wissenschaftler in Experimenten mit Mäusen festgestellt haben. Das gute Gefühl der Belohnung tritt schon vor der eigentlichen Handlung auf. Beim Sport ist dieser Mechanismus äußerst hilfreich. Wenn jemand beispielsweise über Jahre jeden Morgen laufen geht, erlebt er – natürlich unbewusst – folgende Sequenz: Das Aufstehen am Morgen ist der Auslöser zum Laufen. Noch bevor man losläuft, erfährt man das euphorische Gefühl, das durch die körperliche Anstrengung entsteht. Dann läuft man und erfährt das schöne Gefühl noch einmal. Stellt sich das Belohnungsgefühl bereits vor der eigentlichen Handlung ein, hat das Gehirn ein Verlangen nach bestimmten Erfahrungen entwickelt.[2]

Was beim Sport extrem hilfreich ist, das ist beim Verzicht auf Kohlenhydrate äußerst hinderlich. Das drogenähnliche Gefühl nach dem Verzehr von Süßem kennt jeder, der jemals etwas Zuckerhaltiges gegessen hat. Die meisten nehmen diesen Minidrogenkick nicht mehr bewusst wahr, so sehr haben sie sich daran gewöhnt. Trotzdem löst er ein Verlangen aus. Sobald man etwas Süßes sieht oder frische Backwaren riecht, ist das wohlige Gefühl, das nach dem Verzehr auftritt, bereits da. Das macht es besonders schwer, die Süßigkeit einfach liegen zu lassen.

Diesen Mechanismus umzuprogrammieren, braucht Willenskraft. Aber es funktioniert! Wenn man bereits einige Zeit auf leere Kohlenhydrate verzichtet hat und dann rückfällig wird, merkt man, dass viele Süßigkeiten überhaupt nicht gut schmecken, dass die Süße sogar wehtut. In dem Moment erfährt man keine Belohnung mehr, sondern einen Schmerz. Sieht oder riecht man das nächste Mal etwas Süßes, kann man sich an den Schmerz erinnern. Das Verlangen wird somit ausgelöscht.

Kohlenhydrate machen abhängig

Nach dem Verzehr von leeren Kohlenhydraten, wie sie in einem Stück Kuchen, einer Portion Nudeln oder dem morgendlichen Müsli enthalten sind, steigen der Blutzuckerspiegel und dann der Insulinspiegel stark an. Das Hormon Insulin sorgt für den Abtransport des Zuckers. Ist kaum noch Zucker im Blut, fällt der Insulinspiegel wieder ab. Das ist fatal, denn das signalisiert dem Körper, dass er wieder Kohlenhydrate haben möchte. Also wird die nächste Semmel oder die nächste Pizza konsumiert. Viele halten das für normal. Ist es nicht.

Das zweite Problem ist eine drogenähnliche Reaktion im Gehirn, die durch Zucker oder andere leere Kohlenhydrate wie Weißbrot oder Nudeln hervorgerufen wird. Nach dem Verzehr solcher Substanzen – Lebensmittel will ich sie nicht nennen – springt im Gehirn das Belohnungssystem an. Das fühlt sich gut an! Es handelt sich um eine ähnliche Reaktion wie nach dem Konsum von Drogen, nur ist sie nicht ganz so stark. Das gute Gefühl wird im Unterbewusstsein gespeichert. Fällt die Stimmung ab, entsteht unbewusst das Verlangen nach mehr leeren Kohlenhydraten, damit sich das gute Gefühl wieder einstellt. Dummerweise wird das System mit jedem Mal träger, man muss immer mehr leere Kohlenhydrate verzehren, um das gleiche gute Gefühl zu erfahren.

Die beiden Systeme verstärken sich gegenseitig. Mit dem Abfall des Insulinspiegels schwindet meist auch die gute Laune. Das Unterbewusstsein springt an und verlangt nach neuen Kohlenhydraten. Da das Belohnungssystem immer größere Mengen benötigt, reicht nicht mehr ein Riegel Schokolade, sondern eine ganze Tafel muss her. Der Insulinspiegel schwankt immer stärker. Fällt er wieder ab, entsteht ein noch größeres Verlangen nach mehr Kohlenhydraten. Dieser Teufelskreis wirkt viel stärker als das ungute Gefühl, das sich durch Energiemangel oder chronische Krankheiten einstellt.

Was tun bei Rückfällen?

Neue Routinen funktionieren meist so lang, bis nichts Außergewöhnliches passiert. Steigt allerdings die Arbeitsbelastung, sind Kinder, Eltern oder Ehepartner krank oder ist man auf Geschäftsreise, wird es schwierig. Das sind die Momente, in denen Rückfälle in alte Verhaltensmuster besonders häufig auftreten. Das Einüben neuer Routinen löscht dummerweise nicht die alten aus. Dann muss ein Auslöser wie beispielsweise Stress nur stark genug sein, und schon ist das Verlangen nach Süßem oder Alkohol wieder da.

Wer regelmäßig Rückfälle erlebt, sollte der Sache auf den Grund gehen. Besonders hilfreich ist es, die Auslöser ausfindig zu machen und diese zu notieren. Dazu kann man ein kleines Notizbuch mit sich führen oder Eintragungen im digitalen oder Papierkalender vornehmen.

Isst man beispielsweise plötzlich wieder ein Stück Kuchen, kann man sich fragen, warum. Ist es Stress oder Müdigkeit? Ist es nur der Geruch oder der Anblick eines Süßstücks? Ist es Gruppenzwang? Oder vielleicht Langeweile? Es gibt viele Auslöser.

Wenn man das Laufen, Dehnen oder das Krafttraining wieder sein lässt, sind sicherlich andere Auslöser am Werk. Gibt es zu viele andere Dinge zu tun? Ist es zu nass oder zu kalt draußen? Ist man zu müde?

Das bewusste Wahrnehmen des Auslösers ist essenziell, um sich schlechte Gewohnheiten abzutrainieren, so die Erkenntnisse aus der psychologischen Forschung. Kennt man die Auslöser, kann man die darauffolgenden Handlungen bewusster steuern.

Auf einen Blick

Energieherstellung steigern:

1. Ernährung und Nährstoffe	
Proteine aus Eiern, Fleisch, Geflügel und Fisch (Produkte in Bioqualität sind hochwertiger) sowie Proteinshakes	Proteine bestehen aus Aminosäuren. Sie werden für die Synthese von Enzymen und Proteinen benötigt, die an der Energieherstellung beteiligt sind.
Gemüse und saures, heimisches Obst	In einem gesunden Darm stellen Bakterien aus Gemüse und Obst die kurzkettige Fettsäure Butyrat her. Sie wirkt als Genschalter und lässt mehr Mitochondrien entstehen. Die in Gemüse und Obst enthaltenen komplexen Kohlenhydrate werden zur Herstellung von Energie genutzt. Gemüse und Obst enthalten Antioxidantien, sie entschärfen freie Radikale, die natürlicherweise während der Energieherstellung entstehen.
Fette aus Ölen, Butter, Eiern, Fleisch, fettigem Fisch, Nüssen und Milchprodukten	Aus den Fetten wird Energie hergestellt, dabei entstehen nur wenige freie Radikale.
Intervallfasten bzw. 16:8	In den Zeiten ohne Nahrungsaufnahme schaltet der Energiestoffwechsel auf die Nutzung von Fetten um. Dabei entstehen nur wenige freie Radikale. Das Fasten wirkt als Genschalter zur Herstellung neuer Mitochondrien.

1. Ernährung und Nährstoffe	
Magnesium Kalium Eisen Selen Schwefel Mangan Kupfer Phosphor/Phosphat Vitamin D Thiamin (Vitamin B_1) Riboflavin (Vitamin B_2) Niacin (Vitamin B_3) Folsäure (Vitamin B_9) Vitamin B_{12} Aminosäuren Carnitin α-Liponsäure Omega-3-Fettsäuren	Die Mineralstoffe, Vitamine, Aminosäuren und Fette sind an der Energieherstellung beteiligt. Damit viel Energie gebildet werden kann, muss der Körper mit allen genannten Nährstoffen bestmöglich versorgt sein.
Low- bzw. No-Carb-Ernährung	Leere Kohlenhydrate (z. B. zucker- und mehlhaltige Produkte, Müsli, Reis und Kartoffeln) lassen die Energieherstellung zu schnell ablaufen. Dabei entstehen zu viele freie Radikale. Das führt zu Schäden im gesamten Organismus. Durch eine Low- bzw. No-Carb-Ernährung gelangt die Energieherstellung in ihr natürliches Gleichgewicht. Fruktose führt zu erhöhten Harnsäurekonzentrationen, wodurch Enzyme und Proteine, die an der Energieherstellung beteiligt sind, beschädigt werden. Der Verzicht auf Obstsäfte und süßes importiertes Obst behebt das Problem.

2. Sport	
Ausdauer- und Kraftsport	Sport lässt beschädigte Mitochondrienteile absterben und wirkt als Genschalter zur Bildung neuer Mitochondrien. Durch Sport nimmt die Synthese von Enzymen und Proteinen, die an der Energieherstellung beteiligt sind, zu.
Nüchternläufe	Sport, ohne vorherige Nahrungsaufnahme, führt zur Bildung besonders vieler neuer Mitochondrien.

3. Schlafen und Entspannung	
Schlafen	Das Schlafhormon Melatonin hat eine antioxidative Wirkung. Es entschärft nachts freie Radikale.
Entspannung	Psychischer Stress erhöht die Anzahl freier Radikale, die Energieherstellung nimmt ab. Entspannung wirkt dem entgegen.

4. Schädliche Substanzen meiden	
Alkohol und Nikotin	Durch Alkohol und Nikotin nimmt die Anzahl freier Radikale zu, sie beschädigen unter anderem Proteine und Enzyme der Energieherstellung.
Statine	Statine hemmen die Synthese von Ubiquinon (Coenzym Q10), die Energieherstellung nimmt ab.
Aluminium, Fluoride	Aluminium und Fluoride hemmen zwei Enzyme im Citratzyklus, die Energieherstellung nimmt ab.
Quecksilber	Das Schwermetall beschädigt Glutathion. Weil das Antioxidans nicht mehr richtig funktioniert, nimmt oxidativer Stress zu und die Energieherstellung ab.

Quellen

Energie fühlt sich gut an

1. Debatin T. Neuroenergetics and »General Intelligence«: A Systems Biology Perspective. *J Intell.* 2020;8(3):31.
2. Meo SA, Altuwaym AA, Alfallaj RM, et al. Effect of Obesity on Cognitive Function among School Adolescents: A Cross-Sectional Study. *Obes Facts.* 2019;12(2):150–156.
3. Apaijai N, Sriwichaiin S, Phrommintikul A, et al. Cognitive impairment is associated with mitochondrial dysfunction in peripheral blood mononuclear cells of elderly population. *Sci Rep.* 2020;10(1):21400.
4. Lieberman DZ, Long ME. *Ein Hormon regiert die Welt. Wie Dopamin unser Verhalten steuert – und das Schicksal der Menschheit bestimmt.* München: riva Verlag; 2019. p. 8–9.
5. Khakh BS, Burnstock G. The double life of ATP. *Sci Am.* 2009;301(6):84–92.

Wunderbare Energieherstellung

1. El Bacha T, Luz MRMP, Da Poian AT. Food in, energy out? It's not as simple as that. How do cells meet our bodies' ever changing energy needs?. *Scitable by nature education.* Unter https://www.nature.com/scitable/topicpage/dynamic-adaptation-of-nutrient-utilization-in-humans-14232807/ Letzter Zugriff: 27 01.2022.
2. Cadenas E, Davies KJ. Mitochondrial free radical generation, oxidative stress, and aging. *Free Radic Biol Med.* 2000;29(3–4):222–230.
3. Al-Kafaji G, Sabry MA, Skrypnyk C. Time-course effect of high-glucose-induced reactive oxygen species on mitochondrial biogenesis and function in human renal mesangial cells. *Cell Biol Int.* 2016;40(1):36–48.

4. Cadenas E, Davies KJ. Mitochondrial free radical generation, oxidative stress, and aging. *Free Radic Biol Med.* 2000;29(3–4):222–230.
5. Pham-Huy LA, He H, Pham-Huy C. Free radicals, antioxidants in disease and health. *Int J Biomed Sci.* 2008;4(2):89–96.

Energieherstellung in drei Akten

1. Pilchova I, Klacanova K, Tatarkova Z, Kaplan P, Racay P. The Involvement of Mg^{2+} in Regulation of Cellular and Mitochondrial Functions. *Oxid Med Cell Longev.* 2017;2017:6797460.
2. Salway JG. *Metabolism at a Glance.* Fourth Edition. New York: John Wiley & Sons; 2017, p. 4–5.
3. Gardner PR, Fridovich I. Effect of glutathione on aconitase in Escherichia coli. *Arch Biochem Biophys.* 1993;301(1):98–102.
4. Pilchova I, Klacanova K, Tatarkova Z, Kaplan P, Racay P. The Involvement of Mg^{2+} in Regulation of Cellular and Mitochondrial Functions. *Oxid Med Cell Longev.* 2017;2017:6797460.
5. Panov A, Scarpa A. Independent modulation of the activity of alpha-ketoglutarate dehydrogenase complex by Ca^{2+} and Mg^{2+}. *Biochemistry.* 1996;35(2):427–432.
6. Salway JG. *Metabolism at a Glance.* Fourth Edition. New York: John Wiley & Sons; 2017, p. 4–5.
7. Gout E, Rébeillé F, Douce R, Bligny R. Interplay of Mg^{2+}, ADP, and ATP in the cytosol and mitochondria: unravelling the role of Mg^{2+} in cell respiration. *Proc Natl Acad Sci U S A.* 2014;111(43):E4560-E4567.
8. Birat A, Bourdier P, Piponnier E, et al. Metabolic and Fatigue Profiles Are Comparable Between Prepubertal Children and Well-Trained Adult Endurance Athletes. *Front Physiol.* 2018;9:387.

Nährstoffe für die Energieherstellung

1. Dai W, Jiang L. Dysregulated Mitochondrial Dynamics and Metabolism in Obesity, Diabetes, and Cancer. *Front Endocrinol (Lausanne).* 2019;10:570.

2. Pickering G, Mazur A, Trousselard M, et al. Magnesium Status and Stress: The Vicious Circle Concept Revisited. *Nutrients.* 2020;12(12):3672.
3. Elin RJ. Assessment of magnesium status for diagnosis and therapy. *Magnes Res.* 2010;23(4):194–198.
4. Pickering G, Mazur A, Trousselard M, et al. Magnesium Status and Stress: The Vicious Circle Concept Revisited. *Nutrients.* 2020;12(12):3672.
5. Gröber U, Kisters K. *Arzneimittel als Mikronährstoff-Räuber.* Stuttgart: Wissenschaftliche Verlagsgesellschaft; 2017. p. 175–196.
6. Gröber U, Kisters K. *Arzneimittel als Mikronährstoff-Räuber.* Stuttgart: Wissenschaftliche Verlagsgesellschaft; 2017. p. 175–196.
7. Examine Team. *Magnesium.* Unter: https://examine.com/supplements/magnesium/ Letzter Zugriff: 01 03.2022.
8. Examine Team. *Alpha-Lipoic-Acid.* Unter: https://examine.com/supplements/alpha-lipoic-acid/ Letzter Zugriff: 01 03.2022. Oregon State University – Linus Pauling Institute. *Lipoic Acid.* Unter: https://lpi.oregonstate.edu/mic/dietary-factors/lipoic-acid Letzter Zugriff: 01 03.2022.
9. Drugs. Com. *Alpha-lipoic acid Interactions.* Unter: https://www.drugs.com/drug-interactions/alpha-lipoic-acid-index.html Letzter Zugriff: 22 04.2022.
10. Examine Team. *Alpha Lipoic Acid.* Unter: https://examine.com/supplements/alpha-lipoic-acid/research/#toxicity-and-safety Letzter Zugriff: 22 04.2022.
11. Sun H, Weaver CM. Rise in Potassium Deficiency in the US Population Linked to Agriculture Practices and Dietary Potassium Deficits. *J Agric Food Chem.* 2020;68(40):11121–11127.
12. Huang CL, Kuo E. Mechanism of hypokalemia in magnesium deficiency. *J Am Soc Nephrol.* 2007;18(10):2649–2652.

13. Drugs. Com. *Potassium Interaction*. Unter: https://www.drugs.com/drug-interactions/potassium-chloride-index.html Letzter Zugriff: 10 04.2022.
14. Examine Team. *Potassium*. Unter: https://examine.com/supplements/potassium/research/#safety-and-toxicity Letzter Zugriff: 10 04.2022.
15. Kerns JC, Arundel C, Chawla LS. Thiamin deficiency in people with obesity. *Adv Nutr*. 2015;6(2):147–153.
16. Gröber U, Kisters K. *Arzneimittel als Mikronährstoff-Räuber*. Stuttgart: Wissenschaftliche Verlagsgesellschaft; 2017. p. 175–196.
17. Dahash BA, Sankararaman S. *Carnitine Deficiency*. Unter: https://www.ncbi.nlm.nih.gov/books/NBK559041/ Letzter Zugriff: 24 01.2022.
18. Gröber U, Kisters K. *Arzneimittel als Mikronährstoff-Räuber.* Stuttgart: Wissenschaftliche Verlagsgesellschaft; 2017. p. 175–196.
19. Examine Team. *L-Carnitine.* Unter https://examine.com/supplements/carnitine/ Letzter Zugriff: 02 03.2022.
20. Oregon State University – Linus Pauling Institute. *Niacin*. Unter: https://lpi.oregonstate.edu/mic/vitamins/niacin Letzter Zugriff: 24 01.2022.
21. Gröber U, Kisters K. *Arzneimittel als Mikronährstoff-Räuber*. Stuttgart: Wissenschaftliche Verlagsgesellschaft; 2017. p. 175–196.
22. Examine Team. *Vitamine B3 (Niacin)* Unter: https://examine.com/supplements/vitamin-b3/ Letzter Zugriff: 02 03.2022.
23. Deutsche Gesellschaft für Ernährung. *Ausgewählte Fragen und Antworten zu Folat.* Unter: https://www.dge.de/wissenschaft/faqs/folat/ Letzter Zugriff: 02 03.2022.
24. Jordakieva G, Kundi M, Untersmayr E, Pali-Schöll I, Reichardt B, Jensen-Jarolim E. Country-wide medical records infer increased allergy risk of gastric acid inhibition. *Nat Commun.* 2019;10(1):3298.

25. Drugs. Com. *Folat Acid Interaction.* Unter: https://www.drugs.com/drug-interactions/folic-acid-index.html?filter=3 Letzter Zugriff: 29 04.2022.
26. Examine Team. *Folic Acid.* Unter: https://examine.com/supplements/folicacid/ Letzter Zugriff: 03 03.2022.
27. Herrmann W, Obeid R. Ursachen und frühzeitige Diagnostik von Vitamin-B12-Mangel. *Dtsch Arztebl* 2008; 105(40):680–5.
28. Degnan PH, Taga ME, Goodman AL. Vitamin B12 as a modulator of gut microbial ecology. *Cell Metab.* 2014;20(5):769–778.
29. Ani AE, Malu AO. Helicobacter pylori: pathogen and symbiont. *Niger Postgrad Med J.* 2003 Jun;10(2):121–4.
30. Jordakieva G, Kundi M, Untersmayr E, Pali-Schöll I, Reichardt B, Jensen-Jarolim E. Country-wide medical records infer increased allergy risk of gastric acid inhibition. *Nat Commun.* 2019;10(1):3298.
31. Gröber U, Kisters K. *Arzneimittel als Mikronährstoff-Räuber.* Stuttgart: Wissenschaftliche Verlagsgesellschaft; 2017. p. 175–196.
32. Oregon State University – Linus Pauling Institute. *Vitamin B12.* Unter: https://lpi.oregonstate.edu/mic/vitamins/vitamin-B12#safety Letzter Zugriff: 03 03.2022.
33. Morris CR, Hamilton-Reeves J, Martindale RG, Sarav M, Ochoa Gautier JB. Acquired Amino Acid Deficiencies: A Focus on Arginine and Glutamine. *Nutr Clin Pract.* 2017;32(1_suppl):30S-47S.
34. Drugs. Com. *Tryptophan Interaction.* Unter: https://www.drugs.com/drug-interactions/tryptophan.html Letzter Zugriff: 29 04.2022.
35. Oexle H, Gnaiger E, Weiss G. Iron-dependent changes in cellular energy metabolism: influence on citric acid cycle and oxidative phosphorylation. *Biochim Biophys Acta.* 1999;1413(3):99–107.
36. D'Alessandro A, Dzieciatkowska M, Nemkov T, Hansen KC. Red blood cell proteomics update: is there more to discover? *Blood Transfuse.* 2017 Mar;15(2):182–187.

37. Sender R, Fuchs S, Milo R. Revised Estimates for the Number of Human and Bacteria Cells in the Body. *PLoS Biol.* 2016 Aug 19;14(8):e1002533.
38. Levi M, Rosselli M, Simonetti M, et al. Epidemiology of iron deficiency anaemia in four European countries: a population-based study in primary care. *Eur J Haematol.* 2016;97(6):583–593.
39. Wang W, Knovich MA, Coffman LG, Torti FM, Torti SV. Serum ferritin: Past, present and future. *Biochim Biophys Acta.* 2010;1800(8):760–769.
40. Saboor M, Zehra A, Qamar K, Moinuddin. Disorders associated with malabsorption of iron: A critical review. *Pak J Med Sci.* 2015;31(6):1549–1553.
41. Gröber U, Kisters K. *Arzneimittel als Mikronährstoff-Räuber.* Stuttgart: Wissenschaftliche Verlagsgesellschaft; 2017. p. 175–196.
42. Examine Team. *Iron.* Unter: https://examine.com/supplements/iron/research/#safety Letzter Zugriff: 29 04.2022.
43. Richie JP Jr, Muscat JE, Ellison I, Calcagnotto A, Kleinman W, El-Bayoumy K. Association of selenium status and blood glutathione concentrations in blacks and whites. *Nutr Cancer.* 2011;63(3):367–375.
44. Stoffaneller R, Morse NL. A review of dietary selenium intake and selenium status in Europe and the Middle East. *Nutrients.* 2015;7(3):1494–1537.
45. Francini F, Castro MC, Schinella G, et al. Changes induced by a fructose-rich diet on hepatic metabolism and the antioxidant system. *Life Sci.* 2010;86(25–26):965–971.
46. Gröber U, Kisters K. *Arzneimittel als Mikronährstoff-Räuber.* Stuttgart: Wissenschaftliche Verlagsgesellschaft; 2017. p. 175–196.
47. Examine Team. *Selenium.* Unter: https://examine.com/supplements/selenium/research/#safety-and-toxicity Letzter Zugriff: 11 04.2022.

48. Wikipedia. *Paracetamol.* Unter https://de.wikipedia.org/wiki/Paracetamol#Wirtschaftsdaten,_Abgaberegelung Letzter Zugriff: 09 03.2022.
49. Nimni ME, Han B, Cordoba F. Are we getting enough sulfur in our diet? *Nutr Metab (Lond).* 2007;4:24.
50. Examine Team. *Methylsulfonylmethane.* Unter https://examine.com/supplements/methylsulfonylmethane/ Letzter Zugriff: 09 03.2022.
51. Oregon State University – Linus Pauling Institute. *Manganese.* Unter: https://lpi.oregonstate.edu/mic/minerals/manganese Letzer Zugriff: 09 03.2022.
52. Gröber U, Kisters K. *Arzneimittel als Mikronährstoff-Räuber.* Stuttgart: Wissenschaftliche Verlagsgesellschaft; 2017. p. 175–196.
53. Oregon State University – Linus Pauling Institute. *Riboflavin.* Unter: https://lpi.oregonstate.edu/mic/vitamins/riboflavin Letzter Zugriff: 10 03.2022.
54. Herbst EA, Paglialunga S, Gerling C, et al. Omega-3 supplementation alters mitochondrial membrane composition and respiration kinetics in human skeletal muscle. *J Physiol.* 2014;592(6):1341–1352.
55. Thielecke F, Blannin A. Omega-3 Fatty Acids for Sport Performance – Are They Equally Beneficial for Athletes and Amateurs? A Narrative Review. *Nutrients.* 2020;12(12):3712.
56. Hamilton HA, Newton R, Auchterlonie NA, Müller DB. Systems approach to quantify the global omega-3 fatty acid cycle. *Nature Food.* 2020;1:59–62.
57. Drugs. Com. *Omega-3 Interactions.* Unter: https://www.drugs.com/drug-interactions/omega-3-polyunsaturated-fatty-acids,omega-3-index.html Letzter Zugriff: 11 04.2022.
58. Oregon State University – Linus Pauling Institute. *Essential fatty acids.* Unter: https://lpi.oregonstate.edu/mic/other-nutrients/essential-fatty-acids#safety Letzter Zugriff: 29 04.2022.

59. Salway JG. *Metabolism at a Glance*. Fourth Edition. New York: John Wiley & Sons; 2017. p. 7.
60. Oregon State University – Linus Pauling Institute. *Coenzym Q10.* Unter: https://lpi.oregonstate.edu/mic/dietary-factors/coenzyme-Q10 Letzter Zugriff: 10 03.2022.
61. Johansson P, Dahlström Ö, Dahlström U, Alehagen U. Improved Health-Related Quality of Life, and More Days out of Hospital with Supplementation with Selenium and Coenzyme Q10 Combined. Results from a Double Blind, Placebo-Controlled Prospective Study. *J Nutr Health Aging*. 2015;19(9):870–877.
62. Drugs.com. *CoQ10 (ubiquinone) Interactions.* Unter: https://www.drugs.com/drug-interactions/ubiquinone,coq10.html Letzter Zugriff: 11 04.2022.
63. Examine Team. *Coenzym Q10*. Unter: https://examine.com/supplements/coenzyme-q10/research/#safety-and-toxicity Letzter Zugriff: 29 04.2022.
64. Drugs.com. *Copper (copper gluconate) Interactions*. Unter: https://www.drugs.com/drug-interactions/copper-gluconate,copper-index.html Letzter Zugriff: 11 04.2022.
65. Examine Team. *Copper*. Unter: https://examine.com/supplements/copper/ Letzter Zugriff: 22 03.2022.
66. DocMedicus Lexikon. *Phosphor*. Unter: http://www.vitalstofflexikon.de/Mineralstoffe/Phosphor-/ Letzter Zugriff: 21 03.2022.
67. Peri-Okonny P, Baskin KK, Iwamoto G, et al. High-Phosphate Diet Induces Exercise Intolerance and Impairs Fatty Acid Metabolism in Mice. *Circulation*. 2019;139(11):1422–1434.

Energiemangel und chronische Erkrankungen

1. World Health Organization. *Noncommunicable diseases.* 13 04.2021. Unter: https://www.who.int/news-room/fact-sheets/detail/noncommunicable-diseases Letzter Zugriff: 17 03.2022.
2. Diaz-Vegas A, Sanchez-Aguilera P, Krycer JR, et al. Is Mitochondrial Dysfunction a Common Root of Noncommunicable Chronic Diseases? *Endocr Rev*. 2020;41(3):bnaa005.

3. Figueiredo PA, Powers SK, Ferreira RM, Amado F, Appell HJ, Duarte JA. Impact of lifelong sedentary behavior on mitochondrial function of mice skeletal muscle. *J Gerontol A Biol Sci Med Sci.* 2009;64(9):927–939.
4. Dikalov S, Itani H, Richmond B, et al. Tobacco smoking induces cardiovascular mitochondrial oxidative stress, promotes endothelial dysfunction, and enhances hypertension. *Am J Physiol Heart Circ Physiol.* 2019;316(3):H639-H646.
   Song BJ, Akbar M, Abdelmegeed MA, et al. Mitochondrial dysfunction and tissue injury by alcohol, high fat, nonalcoholic substances and pathological conditions through post-translational protein modifications. *Redox Biol.* 2014;3:109–123.
5. Diaz-Vegas A, Sanchez-Aguilera P, Krycer JR, et al. Is Mitochondrial Dysfunction a Common Root of Noncommunicable Chronic Diseases? *Endocr Rev.* 2020;41(3):bnaa005.
6. Bansal Y, Kuhad A. Mitochondrial Dysfunction in Depression. *Curr Neuropharmacol.* 2016;14(6):610–618.
7. Bell SM, Barnes K, De Marco M, et al. Mitochondrial Dysfunction in Alzheimer's Disease: A Biomarker of the Future?. *Biomedicines.* 2021;9(1):63.
8. Geto Z, Molla MD, Challa F, Belay Y, Getahun T. Mitochondrial Dynamic Dysfunction as a Main Triggering Factor for Inflammation Associated Chronic Non-Communicable Diseases. *J Inflamm Res.* 2020;13:97–107.

Corona und Long COVID

1. Srinivasan K, Pandey AK, Livingston A, Venkatesh S. Roles of host mitochondria in the development of COVID-19 pathology: Could mitochondria be a potential therapeutic target? *Mol Biomed.* 2021;2:38.
2. Carrasco-Sánchez FJ, López-Carmona MD, Martínez-Marcos FJ, et al. Admission hyperglycaemia as a predictor of mortality in patients hospitalized with COVID-19 regardless of diabetes sta-

tus: data from the Spanish SEMI-COVID-19 Registry. *Ann Med.* 2021;53(1):103–116.

3. Xue X, Ma J, Zhao Y, Zhao A, Liu X, Guo W, Yan F, Wang Z, Guo Y, Fan M. Correlation between hypophosphatemia and the severity of Corona Virus Disease 2019 patients. *MedRxiv.* 2020. doi.org/10.1101/2020.03.27.20040816.
4. Javdani F, Parsa S, Shakeri H, Hatami N, Kalani N, Haghbeen M, Raufi R, Abbasi A, Keshavarz P, Hashemi SA. Phosphate levels and pulmonary damage in COVID-19 patients based on CO-RADS scheme: is there any link between parathyroid gland and COVID-19? *MedRxiv.* 2020. http://doi.org/10.1101/2020.08.25.20181453.
5. Paul BD, Lemle MD, Komaroff AL, Snyder SH. Redox imbalance links COVID-19 and myalgic encephalomyelitis/chronic fatigue syndrome. *Proc Natl Acad Sci U S A.* 2021;118(34):e2024358118.
6. Pretorius E, Vlok M, Venter C, et al. Persistent clotting protein pathology in Long COVID/Post-Acute Sequelae of COVID-19 (PASC) is accompanied by increased levels of antiplasmin. *Cardiovasc Diabetol.* 2021;20(1):172.
7. Nurmohamed NS, Collard D, Reeskamp LF, et al. Lipoprotein(a), venous thromboembolism and COVID-19: A pilot study. *Atherosclerosis.* 2022;341:43–49.
8. Kelly KR, Haus JM, Solomon TP, et al. A low-glycemic index diet and exercise intervention reduces TNF(alpha) in isolated mononuclear cells of older, obese adults. *J Nutr.* 2011;141(6):1089–1094.
9. Artemeva NV, Safarova MS, Ezhov MV, Afanasieva OI, Dmitrieva OA, Pokrovsky SN. Lowering of lipoprotein(a) level under niacin treatment is dependent on apolipoprotein(a) phenotype. *Atheroscler Suppl.* 2015;18:53–58.
10. Cha J, Niedzwiecki A, Rath M. Hypoascorbemia induces atherosclerosis and vascular deposition of lipoprotein(a) in transgenic mice. *Am J Cardiovasc Dis.* 2015;5(1):53–62.

11. DiNicolantonio JJ, OKeefe J. Importance of maintaining a low omega-6/omega-3 ratio for reducing platelet aggregation, coagulation and thrombosis. *Open Heart.* 2019;6(1):e001011.
12. Hamming I, Timens W, Bulthuis ML, Lely AT, Navis G, van Goor H. Tissue distribution of ACE2 protein, the functional receptor for SARS coronavirus. A first step in understanding SARS pathogenesis. *J Pathol.* 2004;203(2):631–637.
13. de Boer E, Petrache I, Goldstein NM, et al. Decreased Fatty Acid Oxidation and Altered Lactate Production during Exercise in Patients with Post-acute COVID-19 Syndrome. *Am J Respir Crit Care Med.* 2022;205(1):126–129.
14. Schreiner P, Harrer T, Scheibenbogen C, et al. Human Herpesvirus-6 Reactivation, Mitochondrial Fragmentation, and the Coordination of Antiviral and Metabolic Phenotypes in Myalgic Encephalomyelitis/Chronic Fatigue Syndrome. *Immunohorizons.* 2020;4(4):201–215.
15. Gold JE, Okyay RA, Licht WE, Hurley DJ. Investigation of Long COVID Prevalence and Its Relationship to Epstein-Barr Virus Reactivation. *Pathogens.* 2021;10(6):763.
16. Reid VL, Gleeson M, Williams N, Clancy RL. Clinical investigation of athletes with persistent fatigue and/or recurrent infections. *Br J Sports Med.* 2004;38(1):42–45.
17. Yamauchi R, Shimizu K, Kimura F, et al. Virus activation and immune function during intense training in rugby football players. *Int J Sports Med.* 2011;32(5):393–398.
18. Idw Nachrichten. Magnesium ist essenziell für das Immunsystem, auch im Kampf gegen Krebs. Unter: https://nachrichten.idw-online.de/2022/01/19/magnesium-ist-essenziell-fuer-das-immunsystem-auch-im-kampf-gegen-krebs/ Letzter Zugriff: 13 04.2022.
19. Rogeri PS, Gasparini SO, Martins GL, et al. Crosstalk Between Skeletal Muscle and Immune System: Which Roles Do IL-6 and Glutamine Play? *Front Physiol.* 2020;11:582258.
20. Besedovsky L, Lange T, Born J. Sleep and immune function. *Pflugers Arch.* 2012;463(1):121–137.

Energie steigern mit Sport, Fasten, Schlaf, Gemüse und Fetten

1. Cantó C, Gerhart-Hines Z, Feige JN, et al. AMPK regulates energy expenditure by modulating NAD^+ metabolism and SIRT1 activity. *Nature*. 2009;458(7241):1056–1060.
2. Guan Y, Drake JC, Yan Z. Exercise-Induced Mitophagy in Skeletal Muscle and Heart. *Exerc Sport Sci Rev*. 2019;47(3):151–156.
3. Diaz-Vegas A, Sanchez-Aguilera P, Krycer JR, et al. Is Mitochondrial Dysfunction a Common Root of Noncommunicable Chronic Diseases? *Endocr Rev*. 2020;41(3):bnaa005.
4. Psilander N, Frank P, Flockhart M, Sahlin K. Exercise with low glycogen increases PGC-1⊠ gene expression in human skeletal muscle. *Eur J Appl Physiol*. 2013;113(4):951–963.
5. Franco-Obregón A, Gilbert JA. The Microbiome-Mitochondrion Connection: Common Ancestries, Common Mechanisms, Common Goals. *mSystems*. 2017;2(3):e00018–17.
6. Lanfer-Marquez UM, Barros RMC, Sinnecker P. Antioxidant activity of chlorophylls and their derivatives. *Food Research International*. 2005; 38(8–9):885–891.
7. Winterman D. Breakfast, lunch and dinner: Have we always eaten them? *BBC News Magazine*. 15 11.2012. Unter: https://www.bbc.com/news/magazine-20243692 Letzter Zugriff: 23 03.2022.
8. de Cabo R, Mattson MP. Effects of Intermittent Fasting on Health, Aging, and Disease. *N Engl J Med*. 2019;381(26):2541–2551.
9. Dworak M, Diel P, Voss S, Hollmann W, Strüder HK. Intense exercise increases adenosine concentrations in rat brain: implications for a homeostatic sleep drive. *Neuroscience*. 2007;150(4):789–795.
10. Tan DX, Manchester LC, Qin L, Reiter RJ. Melatonin: A Mitochondrial Targeting Molecule Involving Mitochondrial Protection and Dynamics. *Int J Mol Sci*. 2016;17(12):2124.
11. Goglia F, Silvestri E, Lanni A. Thyroid hormones and mitochondria. *Biosci Rep*. 2002;22(1):17–32.

Was die Energieherstellung behindert

1. Darshi M, Kim JJ, Drel V, Murphy AN. Hyperglycemia-Induced Mitochondrial Dysfunction in Diabetic Kidney Disease May Be Mediated by Crabtree Effect in Kidney Proximal Tubule Epithelial Cells. *Diabetes*. 2019; 68(1):520–P.
2. Bikman B. *Warum wir krank werden: Insulinresistenz als wahre Ursache für chronische Krankheiten wie Diabetes, Alzheimer oder Krebs – und wie wir sie bekämpfen können*. München: Riva; 2021.
3. Kurajoh M, Fukumoto S, Yoshida S, et al. Uric acid shown to contribute to increased oxidative stress level independent of xanthine oxidoreductase activity in MedCity21 health examination registry. *Sci Rep*. 2021;11(1):7378.
4. Means C, Purohit D. *The 3 warning signs you're not healthy and how to fix it*. (Podcast). Unter https://www.youtube.com/watch?v=XDQMWT7T7Ko Letzter Zugriff: 08 03.2022.
5. Noga T. Die Insel der Witwen. Zuckerrohrarbeiter in Nicaragua. Deutschlandfunk. Unter https://www.deutschlandfunkkultur.de/zuckerrohrarbeiter-in-nicaragua-die-insel-der-witwen-100.html Letzter Zugriff: 08 03.2022.
6. Yang Z, Harrison CM, Chuang GC, Ballinger SW. The role of tobacco smoke induced mitochondrial damage in vascular dysfunction and atherosclerosis. *Mutat Res*. 2007;621(1–2):61–74.
7. Hoek JB, Cahill A, Pastorino JG. Alcohol and mitochondria: a dysfunctional relationship. *Gastroenterology*. 2002 Jun;122(7):2049–63.
8. Deutsche Leberstiftung. *Fettleberentzündung (Steatohepatitis) – häufigste Lebererkrankung in Deutschland*. Unter: https://www.deutsche-leberstiftung.de/presse/pressemappe/lebererkrankungen/fettleber/ Letzter Zugriff: 30 03.2022.
9. Pichler G, Amigo N, Tellez-Plaza M, et al. LDL particle size and composition and incident cardiovascular disease in a South-European population: The Hortega-Liposcale Follow-up Study. *Int J Cardiol*. 2018;264:172–178.

10. Middaugh J, Hamel R, Jean-Baptiste G, Beriault R, Chenier D, Appanna VD. Aluminum triggers decreased aconitase activity via Fe-S cluster disruption and the overexpression of isocitrate dehydrogenase and isocitrate lyase: a metabolic network mediating cellular survival. *J Biol Chem*. 2005;280(5):3159–3165.
11. Deutsches Grünes Kreuz e. V. *Besser aufs Deo verzichten als auf Impfungen.* Unter: https://dgk.de/meldungen/aluminium-in-impfstoffen.html Letzter Zugriff: 29 03.2022.
12. Lauble H, Kennedy MC, Emptage MH, Beinert H, Stout CD. The reaction of fluorocitrate with aconitase and the crystal structure of the enzyme-inhibitor complex. *Proc Natl Acad Sci U S A*. 1996;93(24):13699–13703.
13. Carratù MR and Signorile A. Methyl Mercury Injury to CNS: Mitochondria at the Core of the Matter? *Open Acc J of Toxicol.* 2015;1(1): 555551.
14. Picard M, McEwen BS. Psychological Stress and Mitochondria: A Systematic Review. *Psychosom Med.* 2018;80(2):141–153.

Wissen ist das eine, Umsetzen das andere

1. Duhigg C. *Die Macht der Gewohnheit – warum wir tun, was wir tun*. Berlin: Berlin Verlag; 2012. p. 23–43.
2. Duhigg C. *Die Macht der Gewohnheit – warum wir tun, was wir tun.* Berlin: Berlin Verlag; 2012. p. 74.

Register

F

W

Z